国医大师

专科专病用方经验（第1辑）

——肺系病分册

主　编　宁泽璞　蔡铁如

副主编　颜学桔　曾陈芳　彭文杰

中国中医药出版社

·北　京·

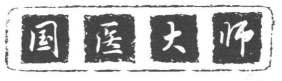

图书在版编目（CIP）数据

国医大师专科专病用方经验．第1辑．肺系病分册 / 宁泽璞，蔡铁如主编．—北京：中国中医药出版社，2015.10（2025.4重印）

ISBN 978-7-5132-2483-3

Ⅰ．①国…　Ⅱ．①宁…　②蔡…　Ⅲ．①肺病（中医）—验方—汇编　Ⅳ．① R289.5

中国版本图书馆 CIP 数据核字（2015）第 099845 号

中国中医药出版社出版

北京经济技术开发区科创十三街 31 号院二区 8 号楼

邮政编码　100176

传真　010 64405721

北京盛通印刷股份有限公司印刷

各地新华书店经销

*

开本 880×1230　1/32　印张 12　字数 290 千字

2015 年 10 月第 1 版　2025 年 4 月第 3 次印刷

书号　ISBN 978-7-5132-2483-3

*

定价　40.00 元

网址　www.cptcm.com

服务热线　010 64405510

购书热线　010 89535836

微信服务号　zgzyycbs

微商城网址　https://kdt.im/LIdUGr

官方微博　http：//e.weibo.com/cptcm

天猫旗舰店网址　https://zgzyycbs.tmall.com

《国医大师专科专病用方经验（第1辑）》
——肺系病分册

编 委 会

主　编　宁泽璞　蔡铁如

副主编　颜学桔　曾陈芳　彭文杰

编　委　（以姓氏笔画为序）

邓天好　伍大华　刘　芳　刘　珍

陈　娟　易钊旭　周　英　唐　艳

徐海燕　徐　琦　黄惠芬　龚友兰

國医大师

专科专病用方经验

九九叟朱良春题

乙未春

国医大师朱良春教授题

辨名医经验
传大师精华

为国医大师专科专病用方经验出版题

刘祖贻 乙未年五月

国医大师刘祖贻研究员题

首届国医大师基本情况

（按姓氏笔画排名）

1. 王玉川，男，汉族，1923年9月出生，北京中医药大学主任医师、教授,1943年3月起从事中医临床工作，为“首都国医名师”。

2. 王绵之，男，汉族，1923年10月出生，北京中医药大学主任医师、教授，1942年1月起从事中医临床工作，为全国老中医药专家学术经验继承工作指导老师、“首都国医名师”，国家级非物质文化遗产传统医药项目代表性传承人。

3. 方和谦，男，汉族，1923年12月出生，首都医科大学附属北京朝阳医院主任医师、教授，1948年8月起从事中医临床工作，全国老中医药专家学术经验继承工作指导老师、“首都国医名师”。

4. 邓铁涛，男，汉族，1916年11月出生，广州中医药大学主任医师、教授，1938年9月起从事中医临床工作，为全国老中医药专家学术经验继承工作指导老师、广东省名老中医，国家级非物质文化遗产传统医药项目代表性传承人。

5. 朱良春，男，汉族，1917年8月出生，南通市中医院主任医师、教授，1939年1月起从事中医临床工作，为全国老中医药专家学术经验继承工作指导老师、江苏省名中医。

6. 任继学，男，汉族，1926年1月出生，长春中医药大学附属医院主任医师，1945年4月起从事中医临床工作，为全国老中医药专家学术经验继承工作指导老师、吉林省名老中医。

7. 苏荣扎布，男，蒙古族，1929年12月出生，内蒙古医学院主任医师、教授，1949年5月起从事蒙医临床工作，全国老中医药专家学术经验继承工作指导老师、自治区名蒙医。

8. 李玉奇，男，汉族，1917年8月出生，辽宁中医药大学附属医院主任医师，1939年3月起从事中医临床工作，为全国老中医药专家学术经验继承工作指导老师。

9. 李济仁，男，汉族，1931年1月出生，皖南医学院附属弋矶山医院主任医师、教授，1948年11月起从事中医临床工作，为全国老中医药专家学术经验继承工作指导老师、安徽省名老中医。

10. 李振华，男，汉族，1924年11月出生，河南中医学院主任医师、教授，1943年3月起从事中医临床工作，为全国老中医药专家学术经验继承工作指导老师。

11. 李辅仁，男，汉族，1919年6月出生，卫生部北京医院主任医师，1941年起从事中医临床工作，为全国老中医药专家学术经验继承工作指导老师、"首都国医名师"。

12. 吴咸中，男，满族，1925年8月出生，天津医科大学、天津市南开医院主任医师、教授，中国工程院院士，1951年起即用中医药治疗常见病症，全国老中医药专家学术经验继承工作指导老师。

13. 何任，男，汉族，1921年1月出生，浙江中医药大学主任医师、教授，1941年1月起从事中医临床工作，为全国老中医药专家学术经验继承工作指导老师、浙江省名中医。

14. 张琪，男，汉族，1922年12月出生，黑龙江省中医研究院主任医师，1942年1月起从事中医临床工作，为全国老中医药专家学术经验继承工作指导老师、黑龙江省名老中医。

15. 张灿玾，男，汉族，1928年7月出生，山东中医药大学主任医师、教授，1949年1月起从事中医临床工作，为山东省名中医药专家。

16. 张学文，男，汉族，1935年10月出生，陕西中医学院主任医师、教授，1953 年 5 月起从事中医临床工作，为全国老中医药专家学术经验继承工作指导老师。

17. 张镜人，男，汉族，1923 年 6 月出生，上海市第一人民医院主任医师、教授，1942 年 6 月起从事中医临床工作，全国老中医药专家学术经验继承工作指导老师、上海市名中医。

18. 陆广莘，男，汉族，1927 年 1 月出生，中国中医科学院主任医师，1948 年 10 月起从事中医临床工作，为全国老中医药专家学术经验继承工作指导老师。

19. 周仲瑛，男，汉族，1928 年 6 月出生，南京中医药大学主任医师、教授，1948 年 1 月起从事中医临床工作，为全国老中医药专家学术经验继承工作指导老师，国家级非物质文化遗产传统医药项目代表性传承人、江苏省名中医。

20. 贺普仁，男，汉族，1926 年 5 月出生，首都医科大学附属北京中医医院主任医师、教授，1948 年起从事中医临床工作，全国老中医药专家学术经验继承工作指导老师、“首都国医名师”，国家级非物质文化遗产传统医药项目代表性传承人。

21. 班秀文，男，壮族，1920 年 1 月出生，广西中医学院主任医师、教授，1940 年 9 月起从事中医临床工作，为全国老中医药专家学术经验继承工作指导老师。

22. 徐景藩，男，汉族，1928 年 1 月出生，江苏省中医院主任医师、教授，1946 年 6 月起从事中医临床工作，为全国老中医药专家学术经验继承工作指导老师、江苏省名中医。

23. 郭子光，男，汉族，1932 年 12 月出生，成都中医药大学主任医师、教授，1951 年 4 月起从事中医临床工作，为全国老中医药专家学术经验继承工作指导老师。

24. 唐由之，男，汉族，1926 年 7 月出生，中国中医科学院主任医师、研究员，1946年起从事中医临床工作，为全国老中医药专家学术经验继承工作指导老师、“首都国医名师”。

25. 程莘农，男，汉族，1921年8月出生，中国中医科学院主任医师、教授，中国工程院院士，1939年2月起从事中医临床工作，为全国老中医药专家学术经验继承工作指导老师、“首都国医名师”。

26. 强巴赤列，男，藏族，1929出生，西藏自治区藏医院主任医师，1947年起从事藏医临床工作，为全国老中医药专家学术经验继承工作指导老师、自治区名藏医。

27. 裘沛然，男，汉族，1913年1月出生，上海中医药大学主任医师、教授，1934年9月起从事中医临床工作，为全国老中医药专家学术经验继承工作指导老师、上海市名中医。

28. 路志正，男，汉族，1920年12月出生，中国中医科学院主任医师，1939年2月起从事中医临床工作，为全国老中医药专家学术经验继承工作指导老师、“首都国医名师”，国家级非物质文化遗产传统医药项目代表性传承人。

29. 颜正华，男，汉族，1920年2月，北京中医药大学主任医师、教授，1940年7月起从事中医临床工作，为全国老中医药专家学术经验继承工作指导老师、“首都国医名师”，国家级非物质文化遗产传统医药项目代表性传承人。

30. 颜德馨，男，汉族，1920年11月出生，同济大学附属第十人民医院主任医师，1939年8月起从事中医临床工作，为全国老中医药专家学术经验继承工作指导老师、上海市名中医，国家级非物质文化遗产传统医药项目代表性传承人。

（资料摘自国家中医药管理局政府网站）

前言

名老中医是中医药事业特有的智能资源，是维系中医药传承发展的中坚力量，而国医大师是名老中医的优秀代表。他们医德高尚、学术造诣精湛、实践经验丰富，代表着当代中医学术和临床发展的最高水平，是中医药学术的集中体现，是中医学发展的重要推动力。他们的学术思想、临证经验及诊疗技术是他们研读经典、博采诸家、长期临证而摸索总结出来的，是他们心血和智慧的结晶，是中医药学术的核心点和最具价值部分。正是因为有了一位位一代代名老中医药专家的学术思想和经验，才汇聚成了丰富多彩、博大精深的中医药学术宝库，才使得中医药学术之树永葆长青！中医药文化之花灿烂开放！中医药智慧之果普惠民众！中医药事业之舟破浪前行！

在浩如烟海的名老中医学术思想与临证经验之中，对其用方经验进行挖掘无疑是颇具临床实用价值的。“方从法立，以法统方”，名医经验用方既是其临床经验的结晶，更体现了其理、法、方、药相一致的学术思想与思维方法。因此，系统地整理研究国医大师的专科专病用方经验，将其汇编成册，公之于众，既是中医药学术传承的需要，也是广大中医药专业技术人员翘首以盼的盛事。而且经文献检索，目前对国医大师学术思想和临床经验的诸多研究中尚无系统整理国医大师们的专病专方之作。在王利广编辑的策划下，我们组织湖南省中医药研究院等单位一批中青年专家，历时两年余，系统地收集了反映首批国医大师学术思想及临证经验的学术著作、专业文章、硕博论文、专业报纸等，以中医病证为纲，以国医大师为目，进行分类整理研究，在全体编写人员的努力下，撰成《国医大师专科专病用方经验（第1辑）——心脑病分册》《国医大师专科专病用方经验—（第1辑）—肺系病分册》《国医大师专科专病用方经验（第1辑）——脾胃肝胆病分册》《国医大师专科专病用方经验（第1辑）——肾系病分册》《国医大师专科专病用方经验（第1辑）——气血津液与头身肢体病分册》系列书稿。在同一病证下，将各位国医大师（以姓氏笔画为序）独具特色的经验用方的组成、功效、主治、用法及其用药经验进行集中展示，便于读者在极短的时间内能领略国医大师们独具匠心的临证思辨方法和遣方用药技巧，去揣摩国医大师们独特的学术思想和丰富的临床经验，这是本书不同于同类著作之处和其显著特色所在。

在本书即将付梓之际，谨对书中所有引用资料的原作者、编辑者、出版者致以深深的、诚挚的谢意！向为本书出版付出辛勤劳动的所有同仁表示衷心的感谢！特别感谢国医大师朱良春教授和国医大师刘祖贻研究员为本书出版题词！由于我们的学识水平有限，加之时间较匆促，书中错误、遗漏在所难免，敬请广大读者提出宝贵意见，以便再版时修订提高！

宁泽璞　蔡铁如

甲午年深秋于岳麓山下

编写说明

肺系疾病是临床常见病、多发病，其发病原因有外感、内伤、宿痰伏肺、痨虫感染等，与气候变化关系较为密切，部分疾病如流行性感冒、百日咳、肺痨等具有传染性。中医学对肺系病证的病因病机、辨证论治等具有深厚的理论基础和丰富的实践经验。近年来，随着抗生素、抗结核、化疗等药的广泛应用，患者往往先经西医西药治疗，疗效不明显或无效时才转求中医，故临床所见实热证患者较以往减少，虚寒证患者则增多；由于输液治疗的普遍应用，外感夹湿的比例也有所上升。

肺系疾病主要包括中医感冒、咳嗽、哮证、喘证、肺胀、肺痈、肺痨、肺痿等病证，对于这些病证的病因病机、治法等，中医经典著作《伤寒杂病论》及其后的历代医著中均有记载。许多重要治法、方剂至今仍为临床治疗肺系疾病所常用。国医大师们勤求博采，传承创新，在这方面积累了丰富的临床经验，创制了很多卓有疗效的经验方。本书收录了新中国成立后第一批国医大师（按照姓氏笔画排序）在治疗感冒、咳嗽、哮证、喘证、肺胀、肺痈、肺痨、肺痿等肺系病证方面积累的大量临床实践经验方，将他们各具特色的验方组成、功效、主治、用法及用药经验进行了收集、整理和归纳，系统展示了国医大师们在治疗肺系病证方面独具匠心的遣方用药经验，同时反映了国医大师们深厚的学术内涵和鲜明的临证特色。值得说明的是，由于国医大师们所处地域、临床主攻病证等不同，在具体资料的取舍上可能有所选择和偏重；有的病证由于资料较少，对国医大师治疗的个案处方也会相机选取，无具体方名者会直接以国医大师“经验方”命名。全书始终以能真实反映国医大师们的学术思想和临床经验作为资料取舍的基本原则。

希望本书能够为广大中医药科技人员、临床医师、中医药院校师生及中医爱好者提供帮助。由于编者水平有限，时间仓促，书中内容难免挂一漏万，敬请广大读者提出宝贵意见，以便再版时修订提高。同时谨对本书中所有引用资料的作者、编者致以衷心的谢意！

本书编委会

2015 年 6 月

contents 目 录

第 1 章　感冒

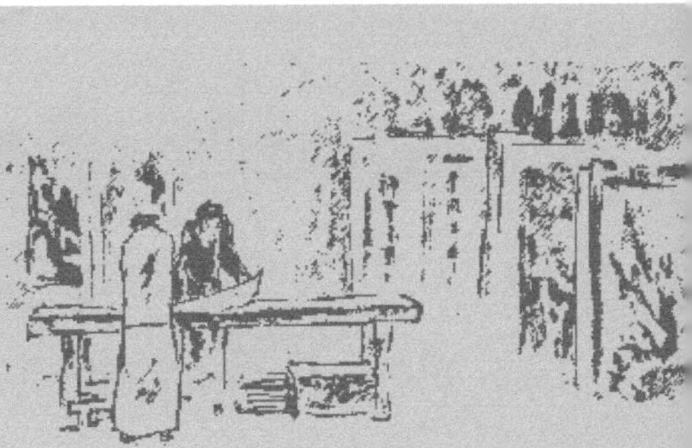

感冒是感触风邪或时行之邪，邪犯肺卫而导致的常见外感疾病，临床表现以鼻塞、流涕、喷嚏、咳嗽、头痛、恶寒、发热、全身不适、脉浮为特征。本病多因六淫、时行之邪，侵袭肺卫，以致卫表不和，肺失宣肃而为病。其治当以解表达邪为法，风寒证治以辛温发汗；风热证治以辛凉清解；暑湿夹感者，又当清暑祛湿解表；虚体感冒者则应扶正与解表并施。凡现代医学普通感冒、流行性感冒及上呼吸道感染等可参照本章内容辨证论治。

本章收录了王绵之、方和谦、朱良春、任继学、李玉奇、李振华、李辅仁、张琪、张灿玾、张学文、张镜人、周仲瑛、班秀文、郭子光、颜正华等国医大师治疗本病的验方 56 首。王绵之治感冒用药轻灵，多适于体弱者；方和谦疗风寒感冒用麻黄汤加连翘防化热之变；朱良春巧用痹证及伤科习用的油松节预防感冒，独辟蹊径；任继学验方多寒温平调，对时行感冒表卫证注重解表清里；李玉奇治甲型 H_1N_1 流感时疫注重温散清解，凉血定惊；李振华善以经方、时方加减；李辅仁用药既重散邪，更重宣肺；张琪善用大剂量生石

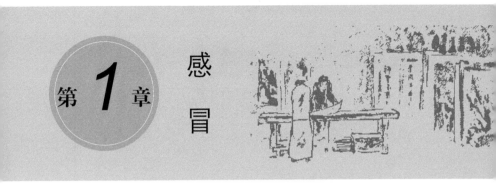

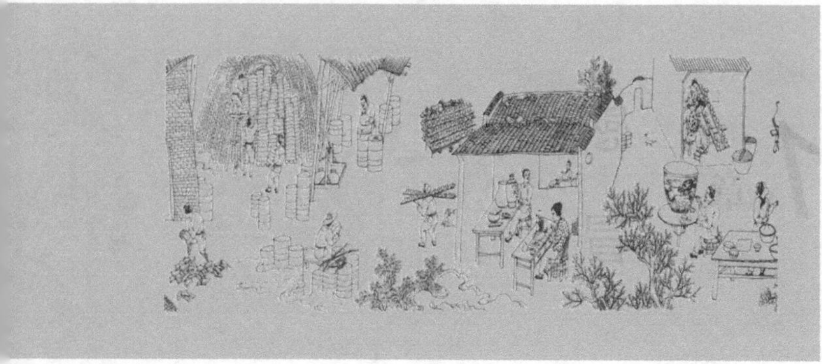

膏退热；张灿玾注重表里双解；张学文重视预防之法；张镜人认为豆豉兼擅“表”和“透”的功效，乃治新感与伏气的至当不易之品；周仲瑛善用轻宣温化、祛湿解表剂；班秀文注重扶正解表；郭子光主张有外感邪气存在者，不论病情久暂轻重，都当治感为先；颜正华治疗感冒咳嗽重在恢复肺气宣降，对感冒夹湿或暑湿感冒颇有心得。

王绵之：加味香苏散

【组成】紫苏叶5g，陈皮、香附各4g，炙甘草2.5g，荆芥、秦艽、防风、蔓荆子各3g，川芎1.5g，生姜3片。

【功效】发汗解表。

【主治】四时感冒之风寒表证，可见头痛项强、鼻塞流涕、身体疼痛、发热恶寒或恶风、无汗、舌苔薄白、脉浮等。

【用法】水煎服，每日1剂。

【经验】本方王老多用于治疗四时感冒之风寒表证的轻症。方中紫苏叶、荆芥解表，秦艽、防风解散肌表风寒，川芎助紫苏叶、蔓荆子上行，散风止痛。对四时感冒之风寒表证，加味香苏散是一个基本方，适于体质较弱的老人或小孩，以及妇女经期的感冒。此外，方中有香附、陈皮、紫苏叶，所以素有胃脘痛、胃气痛、胃寒痛，又外感寒邪，除感冒症状外尚有胃脘不舒者，可用此方，因为其有理气健胃的功效。〔《健康时报》编辑部．全家人的小药方2［M］．北京：北京科学技术出版社，2012，4-5〕

王绵之：儿感清口服液

【组成】荆芥穗、薄荷、化橘红、黄芩、紫苏叶、桔梗、法半夏、甘草。

【功效】解表清热，宣肺化痰。

【主治】小儿外感风寒、肺胃蕴热证，症见发热恶寒，鼻塞流涕，咳嗽有痰，咽喉肿痛，口渴。

【用法】口服。1～3岁：每次10mL，每日2次；4～7岁：每次10mL，每日3次；8～14岁：每次20mL，每日3次。

【经验】中医学认为，儿童感冒是因小儿脏腑娇嫩、形气未充、冷暖不知等生理特点造成的，多为风寒未散、内热已盛，形成寒热夹杂之症。在治疗中，应在解表的同时佐以清里热药，使内热清、表热解。本方采用辛凉辛温并用，解表兼顾清里。方中荆芥穗与薄荷解表发汗，化橘红、黄芩、紫苏叶化痰清泻肺热，桔梗、法半夏燥湿化痰、开宣肺气，甘草清热解毒、祛痰止咳。全方既解表宣肺又清热化痰，达到了表里同治的目的。本方适用于外感发热咳嗽的轻中度病症，即西医所指的普通型感冒，尤其适用于体弱易感儿童。〔心知．小儿感冒选专药［J］．家庭中医药，2012，19（1）：38〕

王绵之：王氏保赤丸

【组成】 大黄、黄连、巴豆霜、川贝母、姜淀粉、荸荠粉、制天南星、朱砂。

【功效】 祛滞，健脾，祛痰。

【主治】 小儿乳滞疳积、痰厥惊风、喘咳痰鸣、乳食减少、吐泻发热、大便秘结、四时感冒及脾胃虚弱、发育不良等症；成人胃肠不清、痰食阻滞者。

【用法】 儿童及成人以温开水口服。乳儿可以哺乳时将微丸附着于乳头上，与乳液一同呷下；若哺乳期已过，可将丸药夹在小块柔软易消化食物中一齐服下。每日 2 次或遵医嘱。1.6 个月以下，每次 5 粒；2.6 个月 ~ 36 个月，每次 6 ~ 36 粒（每超过 1 个月加 1 粒）；3.2 ~ 7 周岁，每次 0.1 ~ 0.15g（40 ~ 60 粒，每超过半岁加 5 粒）；4.7 ~ 14 周岁，每次 0.15g（约 60 粒）；成年人，每次 0.3g（约 120 粒）。

【经验】 本方药性偏于寒凉。中医学认为，脾胃为后天之本，脾胃虚弱、胃滞食减、腹胀、腹泻为诸种病证的主要基础。本方以一组入胃、大肠经的中药大黄、黄连和一组入肺经的中药制天南星、川贝母等组方，主治脾胃虚弱、胃呆食减、腹泻、便秘等胃肠道疾病，兼治痰厥惊风、喘咳、痰鸣和发热等呼吸道疾病。诸药结合，共奏清热泻火、化痰平喘、泻积导滞之功，可用于呼吸道感染、高热、咳喘、小儿厌食症、小儿腹泻、轮状病毒性肠炎、小儿便秘等常见儿童疾病，亦可用于慢性咽炎、反流性食管炎、慢性浅表性胃炎、慢性胃炎痞满证（脾胃湿热型）、消化不良、术后胃动力障碍、肠易激综合征、中老年便秘、高脂血症（痰浊阻遏型）等常见成人疾病。〔万瑞香．实用儿科中成药［M］．山东：中国海洋大学出版社，2006，85；李锦开，梅全喜，董玉珍．现代中成药手册［M］．北京：中国中医药出版社，2001，639；朱春林．王氏保赤丸与国医大师王绵之［M］．北京：人民军医出版社，2012，12-52〕

方和谦：风寒感冒方

【组成】炙麻黄6g，桂枝6g，杏仁9g，炙甘草6g，荆芥6g，连翘9g。

【功效】发汗解表，宣肺平喘。

【主治】风寒感冒，症见头痛，骨节疼痛，恶风寒，发热或不发热，咽痛咳喘，痰不多，舌淡红，脉浮紧。

【用法】水煎服，每日1剂。

【经验】《伤寒论》第35条谓："太阳病，头痛，发热，身疼，腰痛，骨节疼痛，恶风，无汗而喘者，麻黄汤主之。"风寒外束，卫阳被遏，营阴郁滞，故出现无汗，肺合皮毛，表闭则肺气必郁遏不得宣散，发生气喘等太阳伤寒表实的证候。用麻黄汤加味，用炙麻黄偏于止咳平喘，加荆芥助麻黄宣散表寒，加连翘清热解毒，防化热之变。〔曹锐.国医大师方和谦教授经方治疗喘证临床经验浅析［C］//全国中医内科肺系病第14次学术研讨会论文集.内蒙古：中华中医药学会内科分会肺系病专业委员会，2010〕

朱良春：预防感冒方

【组成】油松节30g，红枣7枚。

【功效】补虚固本，固卫御邪。

【主治】体气虚弱，易于感冒，屡屡感染者。

【用法】水煎服，每日1剂。

【经验】油松节乃松树枝干之结节，苦温无毒，善于祛风通络，疏利关节，故习俗多视为痹证及伤科之良药。《分类草药性》指出它有“通气和血”之功。朱老揣摩前贤论述，采用民间秘验，长期研索，发现本品有补虚固本之长，对诸般羸损沉疴，大有恢复之功。他认为，油松节能提高免疫功能，能预防感冒之侵袭，赞之为“中药丙种球蛋白”。〔朱步先，朱胜华，蒋熙，等．朱良春用药经验集（修订版）［M］．长沙：湖南科学技术出版社，2009，40〕

朱良春：抗感1号

【组成】苏叶10g，藿香10g，贯众10g，一枝黄花10g，蝉蜕6g，僵蚕5g，桔梗6g，生甘草5g。

【功效】透表达邪。

【主治】甲型流行性感冒，属中医学“时行感冒”范畴，以外感时邪为主要病因。症见高热、恶寒、头痛、咽痛、咳嗽等症。

【用法】水煎服，每日1剂，分2次服。

【经验】苏叶、蝉蜕疏风解表发汗；藿香清热祛湿，表里双解；贯众、一枝黄花清热解毒；僵蚕祛风止痛；桔梗化痰止咳；蝉蜕、僵蚕还能清热利咽；生甘草祛痰止咳，清热解毒，调和诸药。〔钱小雷．朱良春“抗感1号”方治疗甲型流行性感冒130例临床观察［J］．江苏中医药，2011，43（2）：43〕

任继学：柴胡桂枝汤加减

【组成】柴胡15g，黄芩10g，清半夏5g，甘草5g，桂枝15g，生白芍10g，大枣3枚，生姜3片，前胡10g。

【功效】太少两解。

【主治】太阳少阳合病，肢体烦痛，心下支结。症见四时感冒，日久不解，头晕，身困倦，肢酸，汗出，喉痒，鼻塞，语声重浊，舌淡红，苔薄白，脉沉缓。

【用法】水煎服，每日1剂。

【经验】此方即柴胡桂枝汤去人参加前胡。柴胡桂枝汤是《伤寒论》中治疗太阳和少阳并病的方剂，是由小柴胡汤合桂枝汤各半量而组成，主要用于太阳少阳合病。前胡宣散风热，下气，消痰，治风热头痛，痰热咳喘，呕逆，胸膈满闷。前胡与柴胡配伍，古人认为二者一升一降，前胡又兼散风清热。小柴胡汤用人参旨在扶助正气，此太少两感，太阳证尚在，故去之。〔南征．国医大师临床经验实录·国医大师任继学［M］．北京：中国医药科技出版社，2011，65〕

任继学：清金利咽散

【组成】金荞麦120g，马勃50g，荆芥穗70g，紫荆皮60g，金莲花100g，金果榄60g。

【功效】疏解表热，清咽利喉。

【主治】感受时邪病毒，肺卫证，症见憎寒壮热，颜面潮红，咽喉红肿疼痛，口鼻气热，舌红，苔薄黄，脉数有力。

【用法】上药共为细面。每次服3g，每6小时服1次。

【经验】本病的发生多由肺经积热或饮酒、食肉热物过多，热毒积于血分，后感时邪病毒，以及风寒、风热邪毒，皆由呼吸而入，侵犯咽喉，毒结喉核，郁于腠理，营气不能顺行，血脉循行受阻，毛脉瘀毒痰塞为红为肿。症见咽喉红肿疼痛、头痛发热等症。法以宣散清热、解毒消肿为主。药用金荞麦为君，取其辛凉，入肺、肝二经。辛能开腠理，以除外邪在表；辛能散结，解毒消肿；凉能清热，善开喉闭。臣以金莲花，性寒、味苦，入肺、胃二经，旨在清解热毒，行滞解凝，能消喉核硬肿之疾；荆芥穗，轻宣升发，辛甘而温，芳香而散，清热散瘀，破结解毒，清头目，利咽喉。佐取紫荆皮，苦寒，行气活血，消肿解毒；金果榄，苦寒，入肺、胃二经，清火解毒，为咽喉病要药。使取马勃，辛平，入手太阴经，清肺金，散血热，解毒清咽喉。〔任继学．任继学经验集［M］．北京：人民卫生出版社，2000，302-303〕

任继学：新加香薷饮合六一散加味

【组成】滑石15g，生甘草6g，香薷15g，白扁豆15g，厚朴15g，金银花50g，连翘15g，藿香15g，佩兰15g，黄连10g，枳壳5g。

【功效】透邪达表，涤暑化湿。

【主治】上呼吸道感染，证属暑湿内阻、风寒外束者。

【用法】水煎，1剂分3次服，每4小时服1次。

【经验】外来风寒、风热及时疫毒气，每乘人体肌表卫气不固，玄府失密，侵入肌腠；营气弱不能御邪，直达募原；亦有肌表之邪未解，移入募原，或由呼吸道直入募原。引起正邪分争，经气抑郁，络气络血不畅，阳气怫郁而发病。任老仿吴鞠通之辛温复辛凉法，以透邪达表、涤暑化湿为法。选用新加香薷饮解表清暑，合六一散加强清暑利湿之功；藿香、佩兰以助化湿解表之力；黄连苦寒，燥湿清热；枳壳畅中焦气机，以温化湿浊。诸药共奏透邪达表、涤暑化湿之功。〔崔应珉，王淼，沈芳芳．中华名医名方薪传儿科病［M］．郑州：郑州大学出版社，2009，268-269〕

任继学：宣肺利气化痰汤

【组成】百部15g，白前10g，杏仁20g，荆芥10g，羌活10g，紫菀20g，款冬花15g，马兜铃15g，苍术15g，厚朴10g，陈皮10g，白果仁15g。

【功效】宣通肺气，利气化痰。

【主治】感冒，咳吐痰涎。

【用法】水煎服，每日1剂。

【经验】方中百部、紫菀、款冬花、马兜铃均入肺经，皆可止咳化痰；白前降气化痰；杏仁止咳平喘；荆芥、羌活疏风解表；苍术、厚朴燥湿健脾，祛风消痰；陈皮理气化痰；白果仁敛肺化痰定喘。诸药合用，既能宣肺以解外，又能利气化痰以除内，临床灵活运用，往往能取良效。〔任继学．中国名老中医经验集萃［M］．北京：北京科学技术出版社，1993，191-192〕

任继学：生津宣肺汤

【组成】海蛤粉6g，青黛5g，瓜蒌10g，百部10g，天冬10g，白前10g，蜜紫菀10g，玄参10g，防风10g，炮姜6g，炒苏子10g，白梨皮少许为引。

【功效】宣肺润燥，生津止咳。

【主治】感冒误治，表卫受损，正虚在肺，毒邪内舍募原，久而化热伤津耗液，肺脏失润，气管干涩，喉痒。症见干咳少痰，胸中涩滞而痛，咽干喉燥，口鼻气热，身倦乏力，舌红赤少津，苔薄黄，寸脉多虚数而涩，病延数日。

【用法】水煎服，每日1剂。

【经验】本方为黛蛤散加味，其青黛、海蛤粉清热利肺，降逆除烦，用于肝肺实热、咳嗽肺痿、咽膈不利、口渴心烦等。加百部、天冬、玄参、白梨皮清肺润肺，瓜蒌解热止渴、利尿、镇咳祛痰，合白前、防风、蜜紫菀、炮姜、炒苏子等性温之味散表寒之余邪，寒温平调。服此方坚持数日多可愈。〔任继学，高光震．任继学经验集［M］．北京：人民卫生出版社，2009，117〕

任继学：清瘟解表散

【组成】葛根 10g，红花 10g，紫草 15g，牛蒡子 15g，穿山甲珠 10g，蝉蜕 10g，荆芥穗 15g，赤芍 10g，薄荷 10g，山楂 15g，羚羊角 10g，防风 10g。

【功效】清瘟解表。

【主治】四时感冒发热，身酸肢痛，咳嗽咽痒，鼻塞流涕。

【用法】上药共为细粉，1 岁每次 3g，2 岁每次 4g，3 岁每次 5g。生姜 3 片，葱白 1 双，水煎送服，3 小时服 1 次。

【经验】方中葛根解表退热，用于外感发热头痛；荆芥穗、防风祛风解表，清头目，利咽喉，止痒；牛蒡子疏散风热，宣肺解毒；薄荷发汗，清头目，除风热，利咽喉；蝉蜕散风除热、透疹、解痉，用于风热感冒、咽痛、音哑、咽痒、惊风等；赤芍、紫草凉血活血；羚羊角善清肝火、退热；红花、穿山甲珠活血破瘀，祛风通络；山楂消食健胃，行气散瘀。诸药合用，共奏清瘟解表、凉血散瘀之功。〔南征．国医大师临床经验实录·国医大师任继学［M］．北京：中国医药科技出版社，2011，87〕

任继学：表里通解散

【组成】白僵蚕10g，蝉蜕5g，大青叶10g，薄荷叶5g，防风10g，荆芥穗10g，金银花10g，连翘15g，生石膏30g，金荞麦10g，牛蒡子10g，金莲花10g。

【功效】解表清里。

【主治】感冒，症见微恶风寒，壮热，腰背四肢酸楚，口微渴，面红目赤，舌红，苔薄白，脉浮数有力。

【用法】水煎服，每日1剂。

【经验】药用白僵蚕之味，辛苦气薄，清热解表能除一切怫郁之疫邪。蝉蜕一味用其气寒无毒，味咸且甘，以导热邪由表而解，佐以薄荷叶、荆芥穗、防风之辛，搜外在之邪，使其不留于表。生石膏为甘寒味辛之品，其寒能清热降火，辛能发汗解肌，使毒从外解。大青叶、金银花、连翘善治疫毒，使表里透解，热解毒去。金荞麦又名金锁银开，亦称野荞麦。古代本草记载甚少，清代赵学敏学习民间草医的经验将其载入《本草纲目拾遗》中，谓“俗用治一切喉症”，并引孙玉庭云：“其根专治喉闭，故得此名。喉风喉毒，用醋磨嗽喉，涎痰去而喉闭自开矣。”当代中医学家耿鉴庭家传喉科，言“先辈向草医学得，用治急性喉症，确能开关，有起死回生之功”。其味酸苦，性寒，清热解毒，消肿散结，清咽利喉，可使肺卫得伸，邪去正安。金莲花味苦，性寒，善清上焦热疫之毒，故治咽喉肿痛有良效。总之，本方之功在于上行头面，下达足膝，外透毛窍，内通脏腑、经络，驱逐邪气。〔任继学．时行感冒［J］．中国中医药现代远程教育，2004，2（5）：26-28〕

李玉奇：甲型流感方

【组成】成人：大青叶20g，板蓝根20g，浮萍15g，荆芥10g，桔梗20g，藿香15g，紫苏10g，白前15g，枇杷叶20g，黄芩10g，人工牛黄3g（另冲服），水牛角10g，金银花20g，连翘20g，蝉蜕20g，僵蚕10g。儿童：大青叶10g，板蓝根10g，金银花10g，浮萍10g，前胡10g，桔梗10g，薄荷10g，荆芥5g，马勃5g，枇杷叶15g，黄芩5g，白前15g，生姜5g，人工牛黄3g（另冲服）。

【功效】清瘟解毒，泄热救肺。

【主治】甲型 H_1N_1 流感。症见发热，咽痛，流涕，鼻塞，咳嗽，咳痰，头痛，全身酸痛，乏力。部分患者可出现呕吐或腹泻。少数患者仅有轻微上呼吸道症状，无发热。重者高热不退，呼吸困难。

【用法】水煎服，每日1剂。

【经验】本病是季节性感冒与时疫并发，在易感人群中爆发。潜伏期1～7天，多为3天。用上方治疗效果良好，其荆芥可用全草、荆芥穗，或炒炭，但以荆芥穗较宜。高热者可加羚羊角丝3g，或普通羊角加量；脾虚易腹泻者可加入山药20g；人工牛黄另冲服，每次1g，每日3次。重症者应及时进行中西医结合治疗，孕妇慎用，婴幼儿用量酌减。〔王垂杰．李玉奇学术思想及临床医案［M］．北京：科学出版社，2014，121-122〕

李振华：补中益气汤加减

【组成】黄芪30g，党参15g，白术9g，当归9g，杭白芍12g，桂枝6g，防风3g，柴胡6g，白芷9g，甘草3g。

【功效】补气健脾，调和营卫。

【主治】气虚、阳虚感冒。症见每遇风寒感冒反复发作，不发热或有低热、恶寒、鼻塞、流清涕、身困无力等。

【用法】水煎服，每日1剂。

【经验】气虚、阳虚感冒治宜扶正祛邪，不宜解表发汗；感冒愈后，伤及气阳，治宜补气健脾，调和营卫，增强免疫力。故治疗本证宜用补中益气汤加减治疗，以达补气健脾、调和营卫之效。此方用桂枝配杭白芍旨在调营卫、和气血；方中黄芪、白术、防风取玉屏风散之义，实卫固表；白芷散风寒，通鼻窍。全方共奏补气健脾、调和营卫之效。〔于俊丽. 国医大师李振华教授运用桂枝经验［J］. 中医研究，2011，24（9）：67-70〕

李振华：柴胡双解汤

【组成】柴胡9g，黄芩9g，桂枝5g，生白芍9g，黄芪12g，川芎9g，香附9g，砂仁6g，陈皮9g，吴茱萸5g，炒山楂12g，青皮9g，甘草6g，生姜9g，红糖适量（冲服）。

【功效】解表散寒，调和营卫，行气和胃。

【主治】风寒之邪，留于半表半里，表邪未去，胃有宿食积滞，即所谓表不解、里不和之证。症见发热恶寒、寒热往来、早轻晚重、汗出不解、头痛、食欲不振、胃脘胀满，舌质淡红、苔白稍腻，脉弦数。

【用法】水煎服，每日1剂。

【经验】治取“大柴胡汤”之意，又据内无热结、舌苔反白腻、舌质淡红的现症，故不用枳实、大黄等以缓下泄热。方中柴胡、黄芩直入少阳，可清半表半里之邪热；黄芪配桂枝、川芎、生姜、红糖鼓舞阳气、补益汗源，以发汗解表，配生白芍益气固表、敛阴益营以止汗。温经解表与敛阴固表药物共用，相辅相成，共奏解表散寒、调和营卫而不伤正之功。香附、砂仁、陈皮、吴茱萸、山楂、青皮行气消胀，温中和胃。表邪解，胃气和，营卫协调，则诸症自愈。〔李振华.常见病辨证治疗［M］.郑州：河南人民出版社，1979，3-4〕

李振华：治流行性感冒方

【组成】连翘10g，葛根15g，金银花15g，蒲公英15g，知母12g，生石膏20g，桔梗10g，牛蒡子10g，生桑皮10g，杏仁10g，鱼腥草15g，甘草3g。

【功效】清热解毒，辛凉透表。

【主治】发热不恶寒，或微恶寒，微汗或无汗，头痛，咽痒喉痛，口干，咳嗽，甚则气喘，食欲不振，小便黄，舌质偏红，苔薄白，脉浮数。

【用法】水煎服，每日1剂。

【经验】本方由银翘散合白虎汤加减，治疗流感表里俱热者。方中金银花、连翘、葛根、牛蒡子辛凉透表；生石膏、知母泄肺胃实热，清热生津；生桑皮、鱼腥草、杏仁、桔梗清肺热，化痰止咳；蒲公英清热解毒。胸闷气喘，甚至喘息者加麻黄8g，薄荷10g。〔李郑生，郭文，郭淑云．国医大师李振华学术传承集［M］．北京：中国中医药出版社，2012，243-244〕

李振华：荆防败毒散加减

【组成】荆芥9g，防风9g，前胡9g，柴胡9g，杏仁9g，川芎9g，陈皮6g，甘草6g，生姜9g。

【功效】祛风散寒，宣肺止嗽。

【主治】风寒感冒。症见恶寒发热，头痛无汗，鼻塞声重，喷嚏，鼻流清涕，肢体疼痛，口不渴，小便清长，咳嗽吐白痰。舌质淡红、苔薄白，脉浮紧。

【用法】水煎服，每日1剂。

【经验】本证为感受风寒，寒邪束表，肺气不宣所致。方中荆芥、防风、生姜辛温解表，祛风散寒；川芎行气活血止痛，使祛风寒之力更强；前胡、杏仁、陈皮配生姜，宣肺止嗽祛痰；柴胡配川芎、陈皮理气和中，解表清热；甘草调和诸药。故本方适用于风寒感冒。〔李振华．常见病辨证治疗［M］．郑州：河南人民出版社，1979，2〕

李振华：风寒感冒方

【组成】桂枝8g，葛根15g，黄芩10g，黄芪12g，香附10g，砂仁8g，知母10g，天花粉12g，川芎10g，柴胡10g，陈皮10g，生姜10g，荆芥10g，甘草3g，红糖20g。

【功效】辛温解表，清热和胃。

【主治】风寒感冒者。症见恶寒发热，头痛无汗，鼻塞声重，喷嚏，肢体酸痛，口不渴，小便清长，咳嗽，吐白痰，舌质淡红，脉浮紧。

【用法】水煎服，每日1剂。

【经验】本方为解肌散邪、清热解毒的柴胡葛根汤加减，去石膏、桔梗、牛蒡子、连翘、升麻，加桂枝、荆芥辛温解表，川芎活血行气、祛风止痛，香附、砂仁、陈皮理气化湿，黄芪、红糖、生姜益气健脾和胃。〔李郑生，郭文．国医大师李振华学术传承集［M］．北京：中国中医药出版社，2012，242-243〕

李振华：风寒感冒咳嗽方

【组成】荆芥10g，前胡10g，黄芩10g，知母10g，杏仁6g，贝母10g，苏子10g，炙桑白皮10g，炙款冬花10g，橘红10g，半夏10g，桔梗10g，苏梗10g，枳壳10g，甘草3g，生姜5片为引。

【功效】祛风散寒，宣肺止嗽。

【主治】风寒感冒伴有咳嗽者。症见发热不甚，咳嗽吐白痰，喉痒，肢体酸痛，遇冷则甚，口不渴，小便清长，舌质淡红，脉浮数。

【用法】水煎服，每日1剂。

【经验】本方为荆防败毒散合黄芩知母汤（《万氏家抄方》卷二）加减。方中荆芥祛风散寒；前胡散风清热，降气化痰；枳壳破气行痰消积。黄芩知母汤由黄芩、山栀、桑皮、杏仁、甘草、知母、贝母、桔梗、天花粉组成，主治火嗽、夏月嗽，有声，痰火面赤。本方去其山栀、天花粉以减其寒凉，加苏子、炙款冬花、半夏、橘红等降气化痰，苏梗理气宽中、止痛，生姜散寒发汗、化痰止咳、和胃止呕。所加6味，性均辛温。故全方寒温并用，清解同施，适用于风寒感冒有化热迹象者。〔李郑生，郭文．国医大师李振华学术传承集［M］．北京：中国中医药出版社，2012，242-243〕

李振华：内伤外感方

【组成】柴胡10g，黄芩10g，川芎12g，白芍15g，桂枝8g，香附10g，砂仁8g，陈皮10g，吴茱萸4g，山楂15g，青皮10g，甘草3g，生姜10g，红糖30g为引。

【功效】表里双解，调和营卫。

【主治】发热恶寒，寒热往来，早轻晚重，汗出不解，头痛，食欲不振，胃脘胀满，舌质淡红，苔白腻，脉弦数。

【用法】水煎服，每日1剂。

【经验】本方为小柴胡汤、桂枝汤合吴茱萸汤加减。寒热往来，故用小柴胡汤；头痛发热，恶寒，汗出不解，故用桂枝汤调和营卫；吴茱萸温胃暖肝以祛寒，又善和胃降逆以止呕；川芎活血行气，祛风止痛；白芍养阴柔肝，缓急止痛；食欲不振，胃脘胀满，故加陈皮、香附、青皮、山楂行气消食健胃。〔李郑生，郭文．国医大师李振华学术传承集［M］．北京：中国中医药出版社，2012，242-243〕

李振华：风热感冒方

【组成】金银花12g，连翘15g，菊花10g，蒲公英10g，荆芥10g，薄荷7g，淡豆豉12g，葛根15g，桔梗10g，甘草3g。

【功效】辛凉解肌，宣肺清热。

【主治】风热感冒者。症见发热微恶风寒，咽喉干痛，或见红肿，头痛，自汗出，口渴欲饮，咳嗽，咳黄痰不利，面色潮红，小便黄，舌质红，苔薄黄或薄白，脉浮数。

【用法】水煎服，每日1剂。

【经验】方中金银花、连翘既能疏散风热、清热解毒，又可芳香化浊；菊花、蒲公英清热解毒；荆芥、淡豆豉辛而微温，解表散邪；薄荷辛凉，疏散风热、清利头目，且可解毒利咽；桔梗开宣肺气而止咳利咽；葛根外透肌热，内清郁热，且能生津止渴；甘草调和药性，顾护脾胃，又合桔梗利咽排痰止咳。诸药配伍，共奏辛凉解肌、宣肺清热之功。热甚加石膏15～30g，知母12g；咳嗽吐黄痰者，加杏仁10g，川贝母10g，生桑皮15g，地骨皮12g。〔李郑生，郭文．国医大师李振华学术传承集［M］．北京：中国中医药出版社，2012，242-243〕

李振华：风热感冒咳嗽方

【组成】辽沙参15g，前胡10g，黄芩10g，杏仁10g，瓜蒌仁10g，知母10g，芦根10g，贝母10g，生桑白皮15g，地骨皮15g，桔梗10g，薄荷10g，桑叶10g，枳壳12g，甘草3g。

【功效】清热宣肺，辛凉解肌。

【主治】风热感冒伴有咳嗽者。症见发热不甚，有汗，咳嗽，吐痰不利，痰黄而黏稠，咽干口干，甚则咽喉痛。

【用法】水煎服，每日1剂。

【经验】本方由桑杏汤、泻白散合黄芩知母汤（《万氏家抄方》卷二）加减。方中桑叶、杏仁、辽沙参养肺阴，润肺燥，止咳平喘；泻白散清泻肺热；黄芩知母汤由黄芩、山栀、桑皮、杏仁、甘草、知母、贝母、桔梗、天花粉组成，主治火嗽、夏月嗽，有声，痰火面赤。本方去其山栀、天花粉，易以芦根清热生津，除烦，消痈排脓；加前胡散风清热、降气化痰，薄荷疏风散热利咽，瓜蒌仁清热化痰、宽胸润肠，枳壳破气行痰消积。〔李郑生，郭文．国医大师李振华学术传承集［M］．北京：中国中医药出版社，2012，242-243〕

李振华：胃肠型感冒方

【组成】白术 10g，云苓 15g，猪苓 10g，泽泻 10g，桂枝 6g，苍术 10g，川朴 10g，陈皮 10g，柴胡 10g，黄芩 10g，葛根 15g，砂仁 10g，吴茱萸 5g，焦山楂、焦神曲、焦麦芽各 10g，甘草 3g，生姜 5 片，大枣 5 枚为引。

【功效】健脾和胃，辛温解表。

【主治】胃肠型感冒者。症见发热恶寒，头痛，肢体酸痛，寒热往来，下午较重，食少腹胀，甚则腹泻，恶心，甚则呕吐，舌体稍胖大，舌质淡红，苔白腻，脉滑数。

【用法】水煎服，每日 1 剂。

【经验】本方为胃苓汤合小柴胡汤加减，祛湿和胃，行气利水，和解少阳。且柴胡、桂枝、苍术、葛根、生姜功善发散表邪，砂仁配生姜、大枣、吴茱萸和胃止呕，葛根、黄芩等乃葛根黄芩黄连汤之意。全方健脾和胃，行气祛湿，表里双解。〔李郑生，郭文．国医大师李振华学术传承集［M］．北京：中国中医药出版社，2012，242-243〕

李振华：气虚感冒方

【组成】黄芪20g，党参5g，白术10g，桂枝6g，白芍12g，防风5g，白芷10g，柴胡10g，砂仁10g，陈皮10g，甘草3g，生姜5片，大枣5枚。

【功效】益气健脾，调和营卫。

【主治】感冒属气虚者。多见于老年人或反复感冒，身体虚弱者，低热，畏风怕冷，头痛，身体酸困无力，口不干，咽喉不痛，小便清长，病程较长，甚则反复感冒，舌质淡，苔白，脉沉细。

【用法】水煎服，每日1剂。

【经验】本方由异功散、玉屏风散合桂枝汤（白芍倍于桂枝）加柴胡、白芷、砂仁而成。异功散益气补中、理气健脾，玉屏风散益气固表，桂枝汤调和营卫，加柴胡和解表里、退热，白芷解表止头痛，砂仁化湿开胃。全方用于治疗感冒以气虚为主，兼表虚、营卫不和者。〔李郑生，郭文.国医大师李振华学术传承集［M］.北京：中国中医药出版社，2012，242-243〕

李振华：阴虚感冒方

【组成】辽沙参20g，麦冬15g，桑叶10g，菊花10g，葛根10g，薄荷10g，淡豆豉10g，桔梗10g，银柴胡10g，黄芩10g，牛蒡子10g，甘草3g。

【功效】滋阴清热，辛凉透表。

【主治】感冒属阴虚者。多见于素体阴虚肺燥或患有肺结核者。发热不甚，早轻晚重，汗出恶风，身困乏力，头晕头痛，咽干口渴，五心烦热，舌质红，苔薄黄，脉细数。

【用法】水煎服，每日1剂。

【经验】咳嗽甚者加知母10g，川贝母10g，杏仁10g，苏子10g；若无汗，可加荆芥10g，生姜5片为引。〔李郑生，郭文．国医大师李振华学术传承集［M］．北京：中国中医药出版社，2012，242-243〕

李振华：风寒夹湿感冒方

【组成】羌活10g，独活10g，柴胡10g，葛根12g，辽细辛3g，川芎10g，防风10g，桂枝5g，白芷10g，藿香10g，砂仁10g，川朴10g，甘草3g。

【功效】发表散寒，祛风除湿。

【主治】风寒夹湿型感冒者。症见发热不甚，畏风怕冷，骨节疼痛，全身酸困，头重头痛，食欲不振，舌质淡，苔白厚腻，脉濡数。

【用法】水煎服，每日1剂。

【经验】本方为羌活胜湿汤合川芎茶调散加减。前方去藁本、蔓荆子、生姜，后方去荆芥、薄荷，加柴胡、葛根、桂枝、藿香、砂仁、川朴。方中羌活、独活祛风湿、利关节；防风祛风解表疗身痛；川芎配辽细辛、白芷活血祛风止头痛；柴胡轻清升散，能透表泄热，长于疏散少阳半表半里之邪，葛根升而发散，能透表邪、解肌热，二药配伍，功专解肌退热；桂枝温阳散寒；藿香、砂仁、川朴芳香化湿，理气醒脾。〔李郑生，郭文．国医大师李振华学术传承集［M］．北京：中国中医药出版社，2012，242-243〕

李振华：柴胡解表汤

【组成】柴胡9g，黄芩9g，桂枝5g，葛根12g，黄芪12g，川芎9g，香附9g，砂仁6g，陈皮9g，知母9g，天花粉9g，滑石15g（包煎），甘草3g，生姜9g，红糖适量（冲服）。

【功效】寒热双解。

【主治】风寒由表传里，居于半表半里之间，并有内传阳明化热之势者。症见发热恶寒、寒热往来、汗出不解，头痛、骨节酸痛，食欲不振，口干，小便黄，舌质淡红、苔薄白，脉浮弦数。

【用法】水煎服，每日1剂。

【经验】方中柴胡、黄芩可清半表半里之邪热；桂枝、生姜、红糖、川芎通阳活血，以增强解表之力；葛根、知母、天花粉、滑石清热生津，以除内热；香附、砂仁、陈皮理中和胃；黄芪既可助桂枝、川芎、生姜鼓舞阳气以解表，又可益气固表、防止多汗。本方辛凉辛温并用，寒热双解，药物彼此协调，相互促进。经过多年临床观察，对风寒感冒数日不解，出现上述症状者，效果良好。〔李振华．常见病辨证治疗［M］．郑州：河南人民出版社，1979，3〕

李辅仁：小柴胡汤加减

【组成】柴胡10g，黄芩10g，清半夏10g，桂枝5g，板蓝根30g，连翘10g，厚朴花5g，蔓荆子10g，芦根10g，白茅根10g，生姜2片，红枣10g，甘草3g，羚羊角粉0.3g（分冲）。

【功效】和解少阳，解肌退热。

【主治】外感热病。

【用法】水煎服，每日1剂。

【经验】小柴胡汤和解少阳，连翘、蔓荆子配伍治疗风热头痛，板蓝根、芦根、白茅根、厚朴花清热利咽、理气化湿，少用桂枝以调和营卫、解肌温通，少许羚羊角粉以防止热惊风。〔刘毅．李辅仁学术特点［J］．山东中医学院学报，1993，17（5）：22-24〕

李辅仁：自拟清解通窍汤

【组成】防风10g，荆芥10g，辛夷10g，苍耳子15g，白芷10g，薄荷5g（后下），菊花10g，金银花20g，桑白皮15g，桔梗10g，细辛3g，生甘草6g。

【功效】疏风解表，清热通窍。

【主治】感冒，过敏性鼻炎急性期。症见鼻塞、流清涕或浊涕、喷嚏等。

【用法】水煎服，每日1剂。

【经验】过敏性鼻炎的治疗，急性期以外感表证论治。〔史学军．李辅仁治疗呼吸系统疾病经验浅谈［J］．中国医药学报，2001，16（1）：56-58〕

李辅仁：清解散

【组成】金银花 20～30g，炙麻黄 3g，枳壳 10g，全瓜蒌 20g，荆芥 10g，防风 10g，柴胡 10g，薄荷 5g（后下），杏仁 10g，桔梗 10g，生甘草 3g。

【功效】清热疏风，宣肺解表。

【主治】感冒发热。

【用法】水煎服，每日 1 剂。

【经验】本方金银花、薄荷疏散风热，清热解毒；炙麻黄宣肺平喘；枳壳、全瓜蒌清热化痰；荆芥、防风辛而微温，解表散邪；柴胡解表退热；桔梗、杏仁一宣一降，以复肺气宣降而止咳；生甘草润肺止咳，调和诸药。此方配伍，不仅外散表邪，更注重通宣肺气，用以治疗感冒发热，疗效满意。

外感之邪虽有风、寒、暑、湿、热之不同，但能随机体阴阳寒热虚实而转变。随着人们生活水平的提高，饮食、七情六欲均易内生郁热，所以以风热感冒为多。李老提出了“没有内热，则没有外感”的独到论断，认为里气不和则外（卫）气不固，内热不清则外气难调。他提出了“通里和卫”论，认为外感之邪，一靠解表汗出而散，一靠宣肺清热而解。解表散寒多用柴胡、荆芥、金银花、防风、大青叶等；宣肺清热多用炙麻黄、杏仁、桔梗等。清肺热选苇根、茅根、生石膏、羚羊角粉、黄芩；通里选用瓜蒌、枳实或酒大黄等。他认为宣肺不仅用于咳喘疾患，提出“宣肺可以解表，宣肺可以清（散）热”；认为宣降肺气即是宣为外邪或痰湿郁闭之肺气，肺气一宣，则邪去热散。这一观点对于老年性外感尤其适合。因为辛散解表之品，用之不当易发汗伤阴耗气，而宣肺解表，是通过通宣肺气，散热排痰外出，给邪以出路而达到的。而“肺与大肠相表里”，通过通利大肠，可使肺气得宣。〔史学军．李辅仁治疗呼吸系统疾病经验浅谈［J］．中国医药学报，2001，16（1）：56-58〕

张　琪：补阴益气汤

【组成】党参15g，熟地黄25g，生地黄20g，当归20g，玉竹15g，陈皮15g，柴胡10g，葛根10g，甘草10g，升麻5g。

【功效】养阴益气，升阳解表。

【主治】劳倦伤阴，阴津气耗而外感不解者。

【用法】水煎服，每日1剂。

【经验】方以熟地黄、生地黄为君补肾滋阴、清热生津；当归养血补血与生地黄、熟地黄合用，均属补阴润燥之品；党参益气，玉竹补阴，二药配伍，有益气养阴之功；柴胡、葛根、升麻升阳解表；陈皮和中，防补阴有碍脾胃。审其舌红少津，可加麦冬、石斛尤佳；如便秘者，可加麻子仁、郁李仁。阴虚内热体质多易外感，此方用之甚效。〔张佩青．国医大师张琪［M］．北京：中国医药科技出版社，2011，233-234〕

张 琪：风温感冒经验方

【组成】生石膏50g，葛根15g，连翘20g，金银花30g。

【功效】辛凉解表，清热解毒。

【主治】风温感冒。症见壮热头痛，微恶寒，舌尖红，苔白少津，脉浮数。

【用法】水煎服，每日1剂。

【经验】生石膏有解肌作用，治疗各种感染性疾病，见高热不退、舌干口渴、脉洪数者，非此药热不能退，服药后往往汗出而解。治疗急性热病必须用生石膏内服，砸碎先煎20分钟后入他药。〔国家中医药管理局老中医药专家学术经验继承工作办公室，南京中医药大学．方药传真：全国老中医药专家学术经验精选［M］．南京：江苏科学技术出版社，2003，679〕

张　琪：柴胡桂枝汤加减

【组成】柴胡20g，黄芩10～15g，桂枝10～15g，赤芍15g，生石膏50～75g，金银花30～50g，连翘15～20g，甘草10g。

【功效】解肌退热。

【主治】外感高热，伏邪发热。

【用法】水煎服，每日1剂。

【经验】柴胡桂枝汤加石膏不仅治外感高热，亦治伏邪发热。此伏邪与温病之伏邪不同，此为外感寒邪不解，迁延日久，伏而不出故发热。用柴胡、桂枝以解肌，生石膏以清热。桂枝性辛温，为温病所忌，用之而取效者，因其与石膏为伍，化辛温为辛凉。桂枝配赤芍调和营卫，且能活血。金银花、连翘解表透热。甘草调和诸药。张老用此法曾治愈极顽固之发热不解患者张某，女，25岁，1982年7月5日初诊。在某医院住院，发热10余天不退，体温38.5℃～40.1℃。经化验检查无阳性所见，用氨苄西林、红霉素等抗生素均无效。患者壮热恶寒、肢体酸沉、汗出不彻，脉浮数，舌红无苔。近两日检查白细胞下降至$2.5\times10^9/L$，因此怀疑血液病。拟做“骨穿”，家属未同意。据脉症分析，属外感邪气不解，邪热内炽，宜疏解外邪、内清邪热法。处方：柴胡20g，黄芩15g，桂枝15g，赤芍15g，生石膏75g，连翘20g，金银花50g，甘草10g，水煎服。1982年7月6日复诊：用前方2剂，周身出汗，体温36.2℃～36.8℃，诸症悉除，白细胞$7.5\times10^9/L$，食欲增进，二便正常，舌淡红，脉滑。由于培养有伤寒杆菌，又怀疑其为伤寒，但临床症状及体温一直稳定。1周后，血培养伤寒杆菌转阴，治愈出院。〔杨培坤，邹志东．试论仲景学说的集论思想［M］．上海：上海交通大学出版社，1992，87〕

张　琪：小柴胡加石膏汤

【组成】柴胡20g，黄芩15g，法半夏15g，党参15g，甘草10g，生姜3片，大枣5枚，生石膏50～75g。

【功效】泄热透表。

【主治】治疗各种外感高热不退，屡用屡验。

【用法】水煎服，每日1剂。

【经验】柴胡和解退热，对外感发热有泄热透表之功，为退六经邪热之要药，量大则泄，量少则升，柴胡剂量必须大于党参，如果与党参、甘草等量，则不能退热。生石膏用量一般为50～75g，病情严重者4～6小时服药1次。用党参是为了补益正气，加强其驱邪外出之力。现代药理研究也证明，益气扶正药能够激活人体网状内皮系统的吞噬活性，改变机体应激的防御能力。经现代药理研究证实，柴胡具有明显的解热、抗感染、抗菌、抗病毒作用，能够保肝利胆、降血脂，同时还具有镇静、镇痛和镇咳作用。对发热的治疗，张老使用次数最多的是柴胡，世人多有“柴胡性燥劫阴”之说，张老却认为柴胡可疏解肝胆，畅利三焦，为利枢机之药。三焦气机不畅，升降出入之机受阻，伏邪不得宣透外达，才使发热不退，热势缠绵。治疗发热时清热驱邪固不可少，“而伐树寻根，终究其致病之因，以拔其本，则谓非柴胡之力不可也”。柴胡虽疏解肝气，能开气分之结，但不能清气分之热，故配伍黄芩协之以清热，高热加生石膏。张老用柴胡量较大，一般皆在20g以上，不仅未见劫阴助热之弊，反而屡用屡效，实为退热良药。〔张佩青．国医大师张琪［M］．北京：中国医药科技出版社，2011，269〕

张灿玾：柴葛银翘散

【组成】柴胡10g，葛根15g，羌活6g，荆芥10g，金银花20g，连翘10g，牛蒡子6g，桔梗6g，薄荷6g，菊花15g，石膏15g，甘草6g。

【功效】表里双解。

【主治】风寒表证化热。属外感风寒，束于肌表，毛窍不开，汗不外出，风寒有化热向阳明传化之势。

【用法】水煎服，每日1剂，分2次服。服头煎后，温覆时许以助汗出。

【经验】张老仿河间表里双解之意，以辛温解外束之风寒，以辛凉透肌肤之高热，仍从汗解。本方取柴葛解肌汤与银翘散二方杂合而成，故汗出较速，热退较快，奏效亦佳。柴胡、葛根辛凉解表，其通透之力强；石膏清肌肤之热；金银花、连翘轻清宣散；薄荷、牛蒡子、桔梗等宣通肺气；羌活辛散发表，并止诸痛。本方温清并用，侧重于辛凉清热；表里同治，侧重于疏泄透散。它与一般辛凉解表以治风热表证之方，当有所区别。

张老指出，外感初起，无论风寒、风热，若恶风或恶寒而无汗者，均为邪束于表。若风热轻证，固可用银翘散或桑菊饮类辛凉解表剂以治，但邪束于表汗难出者，仅以辛凉解表常难奏效，况再加大青叶、板蓝根等苦寒沉降之药，理亦不合，故无论风热或风寒束表，欲从汗解必用辛温解表之药。轻者如荆芥、苏叶，重者如麻黄、桂枝等，若头、身痛甚难解时，则非羌活、白芷、细辛等不可。至于解表剂中加入石膏，在为身热极重而又不欲作汗时方用之，亦仿大青龙汤之意，如热气之郁蒸已极，非得冷气凑之，不能作汗矣。但邪未尽入阳明，仍稽留于肌表，用石膏时当适量适时为度，若过量或体弱或脾胃素虚之人，亦可致胃寒或腹泻。〔张灿玾．张灿玾医论医案纂要［M］．北京：科学出版社，2009，238〕

张灿玾：伤风辛开方

【组成】麻黄3g，炒杏仁6g，桔梗10g，七叶一枝花15g，马勃10g，荆芥10g，金银花15g，连翘10g，牛蒡子6g，薄荷6g，生山栀6g，生甘草6g。

【功效】轻清宣泄。

【主治】外感轻证。症见流清涕，喉微痛，喉头微红，脉浮缓。

【用法】水煎服，每日1剂。

【经验】此证即古人所谓伤风之类，外邪犯肺袭喉，微邪初发，尚未引起发热恶风或恶寒等明显表证，不需求汗解，仅以辛开宣肺之法即可解散。另者喉部已赤色，且已有喉痛之症，故清解其上焦浮游之火、消散其喉部郁热即可，不必用苦寒重剂。此证急当轻清宣泄，若不早除，亦可酝酿缠喉，致成喉肿，抑或犯肺发热致咳。本方以麻黄、杏仁宣泄肺气，桔梗、七叶一枝花、马勃、牛蒡子、薄荷等清利咽喉；以金银花、连翘、栀子等散其浮游之火，则不待酝酿为患，病已解除。此亦古人所谓“救其萌芽”者也。〔张灿玾.张灿玾医论医案纂要［M］.北京：科学出版社，2009，238-239〕

张灿玾：治风寒感冒方

【组成】葱白连须 30g，生姜 20g，苏叶 10g。

【功效】疏风散寒。

【主治】适用于发热恶寒无汗者。

【用法】煎汤温服，每日 1 剂，被覆取汗。

【经验】方中葱白宣通上下阳气，发汗解表；生姜散寒解表和胃；苏叶发散风寒，理气消滞。本方治疗风寒轻症。〔吴少祯．国医大师张灿玾［M］．北京：中国医药科技出版社，2011，50〕

张灿玾：治风热感冒方

【组成】金银花 30g，薄荷 6g，葛根 10g，桑叶 10g，苏叶 6g。

【功效】疏风解热。

【主治】适用于发热、恶风或微恶寒，无汗或微汗者。

【用法】水煎服，待汗出。

【经验】金银花疏散风热；桑叶清宣肺热而止咳嗽；葛根解肌透热；薄荷疏散风热，清利头目；苏叶发表散寒，理气宽中。无金银花时，可以其藤叶（金银花藤）代。〔吴少祯．国医大师张灿玾［M］．北京：中国医药科技出版社，2011，50〕

张灿玾：治暑热夹湿型感冒方

【组成】鲜荷叶15g，薄荷6g，白扁豆花10g，藿香10g，陈皮10g，苏叶6g。

【功效】解暑祛湿。

【主治】适用于暑湿冒风，头痛头晕，恶心或呕吐，大便稀溏，发热或微恶风，恶寒，有汗或汗出不彻者。

【用法】水煎温服。

【经验】无白扁豆花，则以白扁豆代。方中鲜荷叶清心解暑，消风祛湿；白扁豆花健脾和胃，消暑化湿；藿香芳香化浊，和中止呕，发表解暑；薄荷疏风，散热，辟秽，解毒；陈皮理气开胃，燥湿化痰；苏叶疗感冒风寒、气滞湿阻。全方共奏解暑祛湿、疏风消滞之功。白扁豆健脾化湿，利尿消肿，可代方中白扁豆花，但湿邪宜芳化轻宣，用花更好。〔吴少祯．国医大师张灿玾［M］．北京：中国医药科技出版社，2011，50〕

张学文：荆防败毒散化裁

【组成】荆芥、防风、枳壳、薄荷、柴胡、黄芩、玄参、野菊花、蝉蜕、地丁、陈皮各9g，生甘草6g，土茯苓15g。

【功效】疏风透表，清热解毒。

【主治】风毒郁表证。症见发热微恶风寒，面目或局部皮肤红肿，身痒或游走性疼痛，舌质红、苔白，脉浮数。

【用法】水煎服，每日1剂。

【经验】风毒郁表证为卫分证较为常见的证候类型之一，此证由风夹温毒所致，治宜疏风透表、清热解毒。若用桑菊饮、银翘散诸方，往往效果不理想，麻桂辈更不合适。遇此证，以荆防败毒散加减化裁效果较好。除内服外，尚可用服汤剂后药渣加艾叶等煎汤外洗，或外熏，可增强疗效。用本方，药物的加减化裁是很重要的，方中所加野菊花、土茯苓等药可加强清热解表、疏风败毒之力，同时可制荆芥、防风等温性之品助热之性，往往收效甚捷。此法对于一些西医所谓的过敏性疾患亦较适宜。〔单书健，陈子华．古今名医临证金鉴·外感热病·卷上［M］．第2版．北京：中国中医药出版社，2011，226-227〕

张学文：防甲型 H_1N_1 流感方

【组成】生甘草6g，金银花15g，玄参10g，陈皮6g，大枣5枚。

【功效】疏风清热。

【主治】成人预防甲型 H_1N_1 流感。

【用法】每日1剂，清水煎，每剂水煎300～400mL，每次服150～200mL，早晚各1次。可预防性服用3～5天。

【经验】方中生甘草清热解毒；金银花既能疏散风热、清热解毒，又可辟秽化浊，兼顾了温热病邪蕴结成毒及夹杂秽浊之气的特点；玄参滋阴降火以解毒；陈皮疏畅气机，以助邪外出；大枣调中，顾护胃气。在服用预防甲型 H_1N_1 流感的中药时还应注意，上方不宜长期服用，服用后感觉不适，应立即停止服药并及时咨询医师。同时，对上述药物有过敏史者禁用，过敏体质者慎用。〔马涛．陕西国医大师推荐中药处方预防甲型 H_1N_1 流感［N］．搜狐新闻，2009-09-19〕

张学文：防小儿甲型 H_1N_1 流感方

【组成】金银花3g，焦山楂10g，生甘草3g，薄荷3g。

【功效】疏风散热，健脾消食。

【主治】小学生预防甲型 H_1N_1 流感。

【用法】每日1剂，清水煎，每剂水煎300～400mL，每次服150～200mL，早晚各1次。可预防性服用3～5天。

【经验】预防甲型 H_1N_1 流感一定要坚持科学用药。本方金银花、生甘草清热解毒，生甘草、焦山楂健脾助化，薄荷发散风热、利咽解毒。〔马涛．陕西国医大师推荐中药处方预防甲型 H_1N_1 流感［N］．搜狐新闻，2009-09-19〕

张镜人：《肘后方》葱豉汤加减

【组成】葱白3枚，淡豆豉6g。（剂量为编者加）

【功效】表散透邪。

【主治】新感引动伏邪。

【用法】水煎服，每日1剂。

【经验】表邪较重，发热、头痛、迅速表散者，加柴胡、干葛；冬春风温证，并发咳嗽气逆，两胁或半边胁肋引痛者，称插肋伤寒，因瘀留于肺肝血络之中，络道深邃，加当归须、新绛、旋覆花等行气血、疏经隧之药；葱白和淡豆豉结合，微辛微温，发汗不伤阴，无凉遏之虞。伤寒初起，邪在卫分者，每一剂知，二剂已。淡豆豉是黑大豆经与表散药物同制发酵而成，故有疏散宣透之性，既能透解表邪，又能宣泄郁热，具有散不伤阴的特点，兼擅“表”和“透”的功效，针对伤寒热病易于夹滞的特点而除烦化滞，且无凉遏之弊，是治疗新感与伏邪的至当不易之品。即使邪已过卫入气，或热邪已传营血，仍可结合清气、凉血、育阴的方药同时应用，争取里邪透达外泄。〔肖莹.发热［M］.北京：中国医药科技出版社，2013，184-185〕

周仲瑛：新香冲剂

【组成】香薷、青蒿、黄芩、藿香、扁豆花、连翘、厚朴花、淡豆豉、鸭跖草、柴胡、前胡（注：广东省中医医院医院制剂，剂量不详）。

【功效】清热解表祛湿。

【主治】急性上呼吸道感染，证属外感风热夹湿者。症见恶寒发热，头痛咳嗽，鼻塞流涕，喷嚏，乏力，全身肌肉酸痛。兼见身热不扬、头胀头重如蒙、身重、口渴不欲饮、纳差、苔腻等。

【用法】冲服。每次10g，每日3次。

【经验】本方祛湿以芳化湿浊为主，兼以燥湿、利湿，使湿邪得以表散，热邪得以清除，湿热不相蕴结，病邪于表解而不入里。方中香薷为君，发汗解表，祛暑化湿；青蒿、黄芩为臣，青蒿解暑清热优于藿香、佩兰，苦寒清热次于黄芩、黄连，黄芩善清热泻火燥湿；藿香运脾化湿，和中止呕，宣散透邪；扁豆花、连翘辛凉芳香，清透上焦气分之暑热，除热解渴；"湿为阴邪，非温不解"，故佐以辛微温之厚朴花、淡豆豉，合香薷以化湿除满，解胸闷、祛心烦、化腻苔；鸭跖草清热利水，前胡、柴胡宣散风热，使湿热之邪从上下分消走散。〔邓铁涛．第四届著名中医药学家学术传承高层论坛选粹·名师与高徒［M］．北京：中国中医药出版社，2009，111-116〕

班秀文：葱白七味饮加减

【组成】当归身9g，川芎3g，熟地黄15g，杏仁9g，鲜葱白18g，鲜苏叶18g，炙甘草6g，红枣3枚，老生姜3片。

【功效】养血解表。

【主治】血虚感冒。以头痛、发热、鼻塞、流涕、微寒无汗、口渴不引饮、体瘦形弱、大便干涩、小便淡黄、面色苍白、苔薄白而舌质淡为主症者。

【用法】水煎服，每日1剂。

【经验】《外台秘要》中葱白七味饮由葱白、干葛、新豉、生姜、生麦冬、干地黄组成，劳水（甘澜水）煎，为养血解表方。本方变化加减，以当归、熟地黄、川芎养血扶正而充汗源；葱白、苏叶、生姜疏解祛邪；杏仁苦泄降气，宣肺止咳；红枣、甘草益脾和中，祛邪而正不伤。班老治虚人感冒经验：感冒、表证、新病，标也；虚人、里证、旧病，本也；治之当以本为主，兼以治标，以达扶正祛邪之目的。治本之法，虽有多端，但不外乎脏腑气血阴阳这些方面。而五脏之中，又以脾肾为治疗中心。因为脾为土脏，是气血生化之源，后天之本；肾为阴阳之根，是气血之始，先天之本。肾充脾健，精血满溢，则正气可复，外邪亦除。〔班胜，黎敏，李莉．国医大师班秀文［M］．北京：中国医药科技出版社，2011，307-308〕

班秀文：补中益气汤加减

【组成】党参15g，白茯苓9g，炒白术9g，生北芪12g，荆芥6g，羌活4g，北杏仁9g，百部15g，陈皮4g，炙甘草6g，大枣3枚，老生姜3片。

【功效】益气解表。

【主治】气虚感冒。本型的特征为头痛，鼻塞，恶寒发热，汗出，渴喜热饮，少气懒言，肢体倦怠，苔薄白，舌嫩色淡，脉浮大无力。

【用法】水煎服，每日1剂。

【经验】方中以生北芪、四君子汤健脾益肺；荆芥、羌活取汗祛邪；百部、陈皮、北杏仁降气宣肺，化痰止咳；复以生姜、大枣、甘草调和诸药而和营卫。全方扶正而不滞邪，发表而不伤正。〔班胜，黎敏，李莉. 国医大师班秀文［M］. 北京：中国医药科技出版社，2011，308-309〕

班秀文：经验方

【组成】生党参15g，当归身9g，麦冬9g，熟地黄15g，生苏叶9g，生薄荷叶9g，生葱白15g，炙甘草6g，大红枣3枚。

【功效】滋阴发汗。

【主治】阴虚感冒。以头晕耳鸣、虚烦不寐、腰膝酸软、鼻塞微咳、有痰或无痰、大便干结、小便淡黄、脉细或细数、舌红苔少为主症者。

【用法】水煎服，每日1剂。

【经验】方中以生党参、当归身、熟地黄、麦冬益气养阴以扶正，生葱白、生苏叶、生薄荷叶发汗解表以祛邪，甘草、红枣和中而调诸药。全方滋其阴以充汗源，发其汗以祛邪，熟地黄与发表药同用，补而不腻，散而不伤阴，补中有散，散中有补。〔班胜，黎敏，李莉．国医大师班秀文［M］．北京：中国医药科技出版社，2011，309〕

班秀文：再造散加减

【组成】炙北芪15g，党参15g，制附子9g，当归身9g，北细辛3g，生葱白9g，羌活4g，艾叶6g，吴茱萸1g，老生姜3片，大枣3枚。

【功效】温阳，益气，发汗。

【主治】阳虚感冒。

【用法】水煎服，每日1剂。

【经验】炙北芪、党参、制附子、当归身温阳、益气、养血以扶正；北细辛、羌活、生葱白、艾叶、吴茱萸温经散寒以解表；生姜、大枣同用不仅能调和诸药，防其偏弊，且能治其营卫，从而达到扶正以祛邪之目的。〔班胜，黎敏，李莉．国医大师班秀文［M］．北京：中国医药科技出版社，2011，309-340〕

郭子光：外感热病方

【组成】柴胡 20 ~ 30g，黄芩 20g，法半夏 12g，太子参 20g，生石膏 40 ~ 50g，知母 15g，羌活 15g，防风 15g，葛根 20g，金银花 20 ~ 30g，连翘 15g，牛蒡子 15g，板蓝根 20g，甘草 5g，谷芽 30g。

【功效】重在少阳阳明，兼顾太阳之表，寒温并重。

【主治】外感热病之三阳合病。

【用法】水煎 2 次，首次煎沸 10 分钟（淡煎），第 2 次煎沸 20 分钟（浓煎），将 2 次煎液混匀，分 4 次服，日 3 次夜 1 次。

【经验】以重剂小柴胡汤、白虎汤为主，加羌活、防风、葛根解太阳之表，金银花、连翘、牛蒡子、板蓝根清解表卫之热，组成上述基本方，再视兼症灵活加减，治疗外感热病（多为“病毒性感染”的高热症），大多于初期即能阻截传变，服药一两剂，即可热退身凉，诸症缓解。或问曰：该方辛温辛凉合用，功效抵消否？郭老认为，所谓辛温辛凉的区分，重点不在温性凉性之异，而在发散力量之强弱。风寒束表，表气郁滞重，故宜辛温之剂强力发散；风热在表，表气郁滞轻，故宜辛凉之品轻清发散即可。辛温辛凉并用，辛凉实际起轻清散热之作用。在临床上观察到，当寒温两感时，寒邪多侵袭人体肌表，出现恶寒、无汗、身痛等症状；而温邪则上受，多侵袭上呼吸道黏膜，引起咽干痛、咳嗽等症状。寒温合邪，其病因病位不同，故治疗上当寒温合法。或问曰：解太阳之表，何以用羌活、防风，而不用麻黄、桂枝？郭老认为，麻黄、桂枝辛温升散太过，不适合寒温合邪之感。伤寒大家喻嘉言说：“桂枝下咽，阳盛则毙。”患者咽干痛，内热盛，自属不宜。其汗出而用麻黄重发汗，必重伤津液，更是不当。尤其素有肝阳上亢的老年患者外感发热，切勿误用麻黄，以免引发宿疾而生变端。〔黄学宽.郭子光临床经验集［M］.北京：人民卫生出版社，2009，92〕

颜正华：薄荷荆芥止咳方

【组成】薄荷 6g，荆芥 6g，桔梗 6g，生甘草 6g，金银花 15g，连翘 10g，浙贝母 10g，化橘红 10g，杏仁 10g，紫菀 12g，款冬花 10g，白前 10g，百部 10g，苍耳子 10g，辛夷 6g，竹茹 10g。

【功效】疏散风热，止咳通窍。

【主治】痰热蕴肺证，症见咳嗽，痰黏不易咳出，伴流黄涕、口干渴，舌苔微黄腻，脉弦滑。

【用法】水煎服，每日 1 剂。

【经验】咳嗽因于风热之邪上犯于肺，致肺失宣降，气逆而咳。咳痰，流黄涕，为痰热内蕴于肺、外聚于鼻窍之象，舌苔微黄腻，证属痰热蕴肺。治疗当疏散风热、止咳通窍。处方以银翘散宣散风热余邪，止嗽散化痰止咳，苍耳子散辛温芳香通鼻开窍，并在此基础上随证加减。用药以薄荷、桔梗利咽祛痰；荆芥祛风解表；杏仁止咳平喘，紫菀润肺化痰，款冬花润肺下气、止咳化痰，白前降气化痰，治疗咳嗽气喘；金银花、连翘清热解毒；浙贝母、竹茹清热化痰治疗痰热咳嗽；化橘红燥湿化痰；百部润肺止咳治疗咳嗽；苍耳子、辛夷通鼻窍治疗鼻流黄涕。〔翟华强，高承琪，白晶．国医大师颜正华临证用药集萃［M］．北京：化学工业出版社，2009，22〕

颜正华：荆防败毒散

【组成】荆芥6g，防风6g，羌活6g，独活6g，柴胡10g，前胡10g，川芎10g，枳壳10g，桔梗10g，甘草5g，茯苓15g。

【功效】辛温解表，宣肺散寒。

【主治】风寒感冒，以恶寒、发热、头痛、四肢酸痛、鼻塞、流清涕、舌苔薄白、脉浮紧为主症。

【用法】水煎服，每日1剂。

【经验】本方由人参败毒散去人参、生姜、薄荷，而加入荆芥、防风而成，祛风除湿散寒之力较强，适于风寒湿邪在表较重者。方中以荆芥、防风发散肌表风寒，羌活、独活祛风湿止痛，共为君药。荆芥性温而不燥，解表力温而不峻，偏于发散上焦风寒，又可散血分郁热。防风性温而润，善走上焦，世称风药中之润剂。二药合用，既可用于风寒表证又可用于风热表证，尤宜于老人、小儿、体弱感冒者。羌活气轻味厚属阳，善行太阳之表，走上焦，长于祛上半身风寒湿邪。独活气浊味薄属阴，善行少阴之里，走下焦，长于祛下半身风寒湿邪。《本草纲目》曰：“羌活、独活，皆能逐风胜湿，透利关节，但气有刚劣不同尔。”二药相伍，一上一下，通治一身风寒湿邪。柴胡协助荆芥、防风解表散邪，茯苓渗湿健脾，川芎祛风止痛，且能行气活血，含治风先治血之义，均为臣药。枳壳理气宽胸，前胡、桔梗宣肺止咳，为佐药。甘草益气和中，调和诸药，为使药。现代药理研究证实，本方对流感病毒原甲型及亚洲甲型均有一定的抑制作用。

体质虚弱者加人参6g，或党参10g，生姜2片。水煎服，每日1剂。而对风寒感冒轻症兼气滞胸脘不舒者，颜老则用香苏散加味，即紫苏叶10g，生香附10g，陈皮10g，荆芥10g，防风10g，川芎10g，蔓荆子12g，秦艽10g，甘草5g。水煎服，每日1剂，一般服3～5剂。〔吴嘉瑞，张冰．国医大师颜正华感冒治验举隅［J］．中华中医药杂志（原中国医药学报），2010，25（5）：700-701〕

颜正华：银翘散

【组成】金银花 15g，连翘 10g，荆芥 10g，薄荷 6g（后下），牛蒡子 10g，桔梗 10g，生甘草 5g，竹叶 6g，豆豉 12g，芦根 30g。

【功效】辛凉解表，清热解毒。

【主治】风热感冒，以发热、头痛且胀、喉部焮红作痛、痰黄、口干欲饮、舌苔薄黄、脉浮数为主症。

【用法】水煎服，每日 1 剂。

【经验】方中金银花、连翘、薄荷、牛蒡子共奏辛凉解表、清热解毒之功。荆芥、豆豉辛而微温，解表散邪，此二者虽属辛温，但辛而不烈，温而不燥，是为去性取用也。芦根、竹叶清热生津。桔梗、生甘草宣肺利咽化痰。如遇发热较重者，颜老则常加板蓝根 30g，贯众 12g。水煎服，每日 1 剂。如遇高热烦渴明显者，颜老喜加生石膏 30g（先煎），知母 12g。〔吴嘉瑞，张冰．国医大师颜正华感冒治验举隅［J］．中华中医药杂志（原中国医药学报），2010，25（5）：700-701〕

颜正华：羌活胜湿汤

【组成】羌活 10g，独活 10g，蔓荆子 12g，川芎 10g，防风 10g，藁本 10g，甘草 6g。

【功效】发汗散风湿。

【主治】夹湿型感冒。如湿从外受，病在于表，其症为恶寒、身热、头胀如裹、骨节疼痛、沉重；如脾胃有湿，复感风寒，其症为恶寒、身热、胸闷、呕恶、纳呆、苔腻等。

【用法】水煎服，每日 1 剂。

【经验】夹湿型感冒多由脾胃不健，内湿壅盛，又感雨露之邪引起。方中羌活、独活、防风、蔓荆子、藁本辛温升散，又皆为解表之药，湿气在表，使湿从汗出，则感冒自愈。方中君药羌活、独活皆为辛苦温燥之品，其辛散祛风，味苦燥湿，性温散寒，故可祛风除湿、散寒止痛。防风走十二经，是祛风药中之润剂，祛风胜湿止痛而不燥，和羌活联用可以制约羌活辛燥之性。藁本祛风寒湿止痛入太阳经。川芎辛散，祛风止痛，兼可活血行气。蔓荆子祛风止痛。以甘草调和诸药，缓诸药辛散之性。全方以辛苦温散之品为主组方，共奏祛风除湿、散寒止痛之效。脾胃之湿得除，则呕恶、纳呆等湿碍脾胃的症状就会消除。〔吴嘉瑞，张冰．国医大师颜正华感冒治验举隅［J］．中华中医药杂志（原中国医药学报），2010，25（5）：700-701〕

颜正华：藿香正气散

【组成】藿香10g，苏叶10g，白芷6g，白术10g(亦可用苍术)，厚朴6g，陈皮10g，半夏曲10g，茯苓10g，炙甘草5g，桔梗5g，生姜3片，红枣3枚。

【功效】外散风寒，内化里湿。

【主治】夹湿型感冒。外感风寒，内有湿邪证。

【用法】水煎服，每日1剂。

【经验】夹湿型感冒多由脾胃不健，内湿壅盛，又感雨露之邪引起。方中藿香解表散寒、芳香化湿，且可辟秽和中而止呕。白术、茯苓健脾运湿止泻，助藿香化湿浊止吐泻。半夏曲、陈皮理气燥湿，和胃降逆止呕。厚朴行气化湿，畅中行滞。苏叶、白芷辛温发散，助藿香外散风寒，苏叶兼能醒脾宽中、行气止呕，白芷兼能燥湿化浊。桔梗既益解表，又助化湿。生姜、红枣内调脾胃，外和营卫。甘草调和诸药，并助生姜、红枣和中。诸药合用，外散风寒与内化湿滞相伍，健脾利湿与理气和胃共施，使风寒散，湿浊化，气机通畅，脾胃调和，清升浊降，感冒自愈。本方亦含有扶正祛邪之义。〔吴嘉瑞，张冰．国医大师颜正华感冒治验举隅［J］．中华中医药杂志（原中国医药学报），2010，25（5）：700-701〕

颜正华：新加香薷饮

【组成】香薷10g，厚朴10g，扁豆花10g，金银花12g，连翘10g。

【功效】解表清暑，芳香化湿。

【主治】夹暑型感冒，多以身热有汗、心烦口渴、小便短赤、舌苔黄腻、脉濡数为主症。

【用法】水煎服，每日1剂。

【经验】颜老用香薷、扁豆花清解暑热，用金银花、连翘清透气分及营分之热，厚朴辛香温，行气化湿而祛苔腻。本方亦可加佩兰10g，藿香10g，滑石15g，生甘草3g，以增强芳香化湿、解表清暑之功。〔吴嘉瑞，张冰．国医大师颜正华感冒治验举隅［J］．中华中医药杂志（原中国医药学报），2010，25（5）：700-701〕

第2章 咳嗽

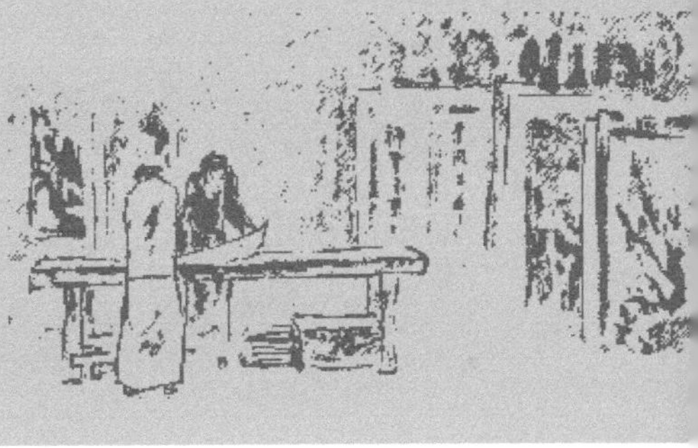

咳嗽是六淫外邪侵袭肺系，或脏腑功能失调，内伤及肺，肺失宣降，肺气上逆，冲击气道，发出咳声或伴有咳痰为主要表现的一种病证。临床表现以咳嗽有声，或咳吐痰液为主症。外感咳嗽起病急，可伴有寒热等表证；内伤咳嗽每因外感反复发作，病程较长，咳而伴喘。听诊可闻及两肺野呼吸音增粗，或伴散在干湿性啰音。本病多因外感或内伤而发病。其治疗，外感咳嗽当以祛邪利肺为主，风寒者疏风散寒，风热者疏风清热，风燥者清肺润燥。内伤咳嗽邪实正虚者当祛邪扶正，标本兼顾，寒痰宜温肺化痰，热痰宜清热化痰，湿痰宜燥湿化痰。火盛者当清肝火，泄肺热。阴津亏耗者宜滋阴生津润燥。凡现代医学咽喉炎、气管炎、支气管炎、肺炎、肺癌等出现以咳嗽为主要症状者可参照本章内容辨证论治。

本章收录了王绵之、方和谦、邓铁涛、朱良春、任继学、李济仁、李振华、李辅仁、何任、张琪、张灿玾、张镜人、周仲瑛、徐景藩、郭子光、裘沛然、路志正、颜正华等国医大师治疗本病的验方93首。王绵之善用小剂量炙麻黄配桔梗宣肺止咳，治疗支气管扩张咯血注重补养心脾；方和谦主调和肺气、肝脾同治之法，常用经方、时方加减；

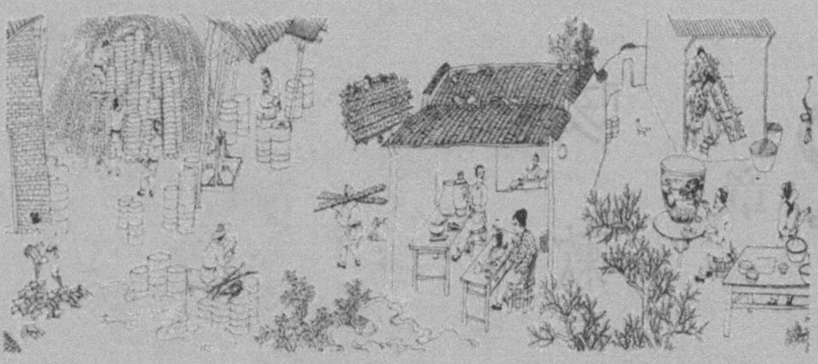

邓铁涛治疗外感、肺炎所致咳嗽主宣肺清肺，降气化痰，善用当地特色草药；朱良春新咳清解、久咳镇敛，常入民间单方以增强疗效，认为支气管扩张发作期宜清泄肺热、宣肺肃肺，咯血者宜活血止血或凉血宁络；任继学对外感、内伤（如肺肾阴虚、肺肾阳虚）所致咳嗽均有较好治疗经验，善用马兜铃止咳平喘；李济仁创数个肺癌咳嗽经验方，分肺脾两虚、肺肾阴虚、气阴两虚等型论治；李振华疗咳嗽分肺脾俱虚、肺肾阴虚、肺阴虚论治；李辅仁反对敛肺止咳，提出“肺宜宣，痰应排”的治疗原则；何任创肺吸虫病方，内伤咳嗽治以健脾养阴、润肺清肺；张琪经方、时方灵活运用，从解表、宣肺、补肺、清肺、温散、和解、润燥、健脾、和胃、通腑入手，善以麻黄配10倍生石膏解肌透表；张灿玾以鲜梨膏方治肺燥咳喘；张镜人注重健脾胃；周仲瑛主张分期论治肺炎，辨风温、风寒以处方用药；徐景藩善用藕蜜食疗调治久咳；郭子光认为治咳须治痒，创治痒经验方；裘沛然治疗咳喘常用开、降、化、润之法，并善用祛风药；路志正主润降；颜正华则从疏风、解表、清肺、润肺、补肺、健脾、疏肝、化痰疗咳，多用时方。

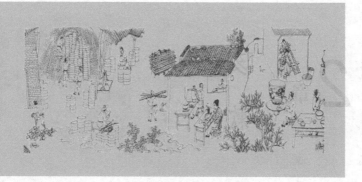

王绵之：治咳喘经验药组

【组成】炙麻黄3g，杏仁9g，桔梗6g。

【功效】宣肺降气，止咳平喘。

【主治】本组药物治疗外感风寒后肺失宣肃所致的咳嗽、哮喘。

【用法】水煎服，每日1剂。

【经验】麻黄炙用，减其辛温发越之性，且小量使用，宣肺平喘而无耗伤肺气肺阴之弊。杏仁苦微温，止咳平喘，润肠通便，《本草求真》谓其“既有发散风寒之能，复有下气降喘之力……故凡肺经感受风寒，而见喘嗽咳逆，胸满便秘……无不可以调治”。麻黄、杏仁是治疗咳喘的常用配伍，一宣一肃，但视两药用量比例，宣发之力不强，肃降之力偏胜，故用桔梗助麻黄，宣肺祛痰，又无伤气之弊。肺为娇脏，不耐寒热。无论外感或内伤寒热，常能使之致病，药之寒热乃针对邪之寒热而施，并且祛邪只是权宜之计，中病即止。但临床上用大剂苦寒治疗咳喘者不少，动辄大剂石膏、黄芩，尤其是小儿咳喘，苦寒极易折伤肺胃，药后可使咳喘之势稍平，但因苦寒过剂或久施，肺气更困，升降失司，咳嗽迁延不愈，故治咳喘切忌大剂苦寒。咳兼表证，加苏叶6g，荆芥穗9g；咳喘痰盛，常配清半夏12g，化橘红12g；伴呕恶，加旋覆花12g（包煎）；胸闷常加炒枳壳9g，制香附12g；至于因久施苦寒，肺气受困以致咳喘迁延反复不愈者，常加淡干姜3g，温复肺气；咳喘日久者，可加入党参18g，炒白术12g，茯苓18g，当归18g，健脾益气和血；症见阴伤者，合麦冬12g，北沙参15g，养阴润肺；对于有咯血史的患者，当撤去麻黄，加赤芍、白芍各12g，当归18g，养血和血，防患于未然。〔景录先．名医经验录［M］．北京：中国医药科技出版社，1996，70〕

王绵之：自拟治支气管扩张膏方

【组成】龙眼肉120g，炙绵芪90g，北沙参90g，土炒白术72g，当归身75g，苦百合90g，陈皮60g，桔梗30g，白茯苓120g，炒扁豆120g，炒五味子15g，炒酸枣仁90g，煨广木香18g，炒白芍90g，炙远志45g，阿胶60g（另炖化兑入），生地黄120g。

【功效】益气补血，收敛止血。

【主治】支气管扩张伴咯血者。

【用法】除阿胶外，水煎2～3次，每次煮沸2～3小时，去渣取汁，加白糖1000g收膏，每日早晚各用开水冲服15g。经期照服，感冒暂停。

【经验】王老认为，归脾汤是补气生血的方剂，是补养心脾的方剂。因为它所治的证不仅是血虚，而且有脾气虚、中气虚。通过四君子汤和黄芪，首先起到益气健脾的作用，当补脾之后，相应地就会产生一些变化。龙眼肉甘而性温，味厚多滋润，不但是补血药，也是补气药，主要是补心脾的药。远志是交通心肾之药，辛温能够通心肾之气，这也加强了心肾对脾的作用，加强了心肾参与“变化而赤”的作用。酸枣仁、木香均可以醒脾气，使气结得解，补而不壅滞，滋而不腻，能够更好地发挥补气补血的作用。土炒白术、白茯苓、桔梗、炒扁豆为参苓白术散药物组成成分，参苓白术散可以益气渗湿健脾。桔梗一方面可载药上行，能够开肺气、祛痰止咳；另一方面可使水谷之精气上归于肺。阿胶补血止血，滋阴润肺；炒白芍养血；生地黄清血热，益阴血，通血脉；北沙参养阴清热，润肺化痰，益胃生津；苦百合养阴润肺，清心安神；陈皮理气调中，降逆止呕，燥湿化痰；炒五味子收敛固涩，益气生津，宁心安神。〔周蕾，李岩，盛亦如.王绵之教授治疗咯血医案1则［J］.北京中医药大学学报，2010，17（1）：20-21〕

方和谦：杏苏散加减方

【组成】苏梗6g，桔梗10g，杏仁10g，前胡10g，陈皮10g，法半夏10g，茯苓12g，炙甘草10g，薄荷5g（后下），炙桑白皮12g，炙紫菀10g，白前10g，炙百部10g，荆芥5g，酒黄芩3g。

【功效】宣肺化痰，润肺止咳。

【主治】秋燥咳嗽，症见咳嗽、口干咽痛、咳吐黄痰等。

【用法】水煎服，每日1剂。

【经验】方中荆芥解表；炙甘草、桔梗上开肺气；杏仁、前胡下降肺气，肺得清肃，喉塞即可宣通，咳嗽亦可止；陈皮、法半夏、茯苓合酒黄芩清化热痰；薄荷配炙桑皮清肺热而化痰止咳；再加入炙紫菀、白前、炙百部等止咳化痰之品，使肺气得以宣降，黄痰可以祛除，咳嗽得以痊愈。〔高剑虹.方和谦临床应用薄荷验案[J].北京中医药，2008，27（1）：46-48〕

方和谦：自拟和肝汤

【组成】当归 10g，白芍 10g，柴胡 10g，薄荷 6g，苏梗 10g，香附 10g，人参 10g，白术 10g，茯苓 15g，炙甘草 10g。

【功效】肝脾同治，和中有补。

【主治】肝气犯肺之咳嗽。多于生气或郁闷后发作咳嗽，症见胸胁胀满、易怒呛咳、咽喉堵塞感等。

【用法】水煎服，每日 1 剂。

【经验】肝郁化火，或恼怒伤肝，易上灼肺金，使肺失宣降而致咳喘。正如《病机汇论》所说："若暴怒所加，上焦郁闭，则呼吸奔迫而为喘。"方老临证遇之多用自创的"和肝汤"加减化裁治之，使肝复条达，气机调畅，则肺之宣降功能复常而咳止喘平。和肝汤由逍遥散化裁而来。方以当归、白芍为君，养血而柔肝；柴胡、薄荷疏肝以解郁；佐入苏梗、香附不仅降肝气之逆，且能调上、中、下三焦之气；并佐以四君子汤甘温益气，健脾和胃。该方体用兼顾，肝脾同治，和中有补，补而不滞，既保留了逍遥散疏肝解郁、健脾和营之内涵，又加重了培补疏利之特色，拓宽了逍遥散的用途。〔胡青懿．"宣、燥、疏、补"四法治咳喘——从方和谦老师学医有得［J］．北京中医，1996（6）：43-44〕

方和谦：止嗽散加减

【组成】荆芥 6g，炙紫菀 10g，白前 10g，炙百部 10g，杏仁 10g，苦桔梗 10g，陈皮 10g，苏梗 6g，鱼腥草 15g，前胡 6g，炙桑白皮 15g。

【功效】宣肺化痰，止咳平喘。

【主治】咳嗽，症见咳声重浊，咽痒，胸闷憋气，喉中痰鸣，有白痰不易咳出，舌苔白腻。

【用法】水煎服，每日 1 剂。

【经验】风热咳喘时本方与桑菊饮、银翘散合用加黄芩、生石膏等；风寒咳喘时本方加麻黄、桂枝、细辛等辛温之品，同时酌加枳壳，于宣肺之中加理气之品，意在使气道通利，邪气易被驱出；燥热明显时本方减辛温之品，加沙参、麦冬、天花粉等；痰浊咳喘时则本方与二陈汤合用。〔胡青懿．“宣、燥、疏、补”四法治咳喘——从方和谦老师学医有得［J］．北京中医，1996（6）：43-44〕

方和谦：治大叶性肺炎方

【组成】炙麻黄6g，生石膏30g，杏仁10g，炙甘草10g，金银花15g，法半夏10g，芦根15g，淡竹叶6g。

【功效】辛凉宣泄，清肺平喘。

【主治】大叶性肺炎，经抗生素治疗后仍低热，胸闷胸痛，咳喘痰多，痰色黄白，黏稠，面色潮红，舌红，苔白或带黄，脉象弦滑，血白细胞及中性粒细胞高于正常者。

【用法】水煎服，每日1剂。

【经验】“发汗后……汗出而喘，无大热者，可与麻黄杏仁甘草石膏汤”（《伤寒论》第63条），无大热指表无大热，实乃热壅于里。方中炙麻黄宣肺解表平喘；生石膏辛甘大寒，清泄肺胃之热以生津，用量应数倍于麻黄；杏仁苦降肺气；炙甘草顾护胃气，调和诸药。加金银花清热解毒，凉散风热；芦根清热生津除烦；法半夏燥湿化痰降逆；淡竹叶清心火，除烦热。〔曹锐．国医大师方和谦教授经方治疗喘证临床经验浅析［C］// 全国中医内科肺系病第14次学术研讨会论文集．内蒙古：中华中医药学会内科分会肺系病专业委员会，2010〕

方和谦：葛根芩连止咳方

【组成】葛根10g，黄芩10g，黄连6g，桔梗10g，淡豆豉10g，生甘草6g，荆芥6g。

【功效】表里两解，清热止利。

【主治】外感表证未解，热邪入里。症见腹痛下利，里急后重，发热，咽痛，咳喘，痰不多，时时汗出，汗出热不解，舌红，苔白厚，脉弦滑。

【用法】水煎服，每日1剂。

【经验】“太阳病，桂枝证，医反下之，利遂不止，脉促者，表未解也，喘而汗出者，葛根黄芩黄连汤主之”（《伤寒论》第34条）。此言太阳表证误下后，表证未解，病邪入里化热，内迫大肠而下利，其“喘而汗出”为兼症，因肺与大肠相表里，里热上蒸于肺故咳喘有痰，外蒸体表而汗出。葛根通阳明之津而散表邪，止泻；黄连、黄芩清里热、降火清金而下逆气；桔梗宣肺祛痰、利咽排脓，淡豆豉解表除烦，荆芥解表散风，生甘草调和诸药。〔曹锐．国医大师方和谦教授经方治疗喘证临床经验浅析［C］// 全国中医内科肺系病第14次学术研讨会论文集．内蒙古：中华中医药学会内科分会肺系病专业委员会，2010〕

邓铁涛：外感咳嗽方

【组成】金银花15g，桑叶10g，连翘10g，玄参10g，百部10g，冬瓜仁6g，苇茎30g，千层纸10g，仙鹤草15g，芒果核30g，薏苡仁30g，甘草5g。

【功效】清肺止咳。

【主治】上呼吸道感染、下呼吸道感染（支气管炎、肺部感染），证属内热（包括湿热）者。

【用法】水煎服，每日1剂。

【经验】咳嗽痰带腥味或有血丝，可加鱼腥草15g，七叶一枝花15g；痰稠、排痰困难者，加浙贝母15g，海浮石10g；老人咳嗽兼气促者，加莱菔子15g，紫苏子15g。〔邱仕君.邓铁涛用药心得十讲［M］.北京：中国医药科技出版社，2012，64〕

邓铁涛：肺炎咳嗽方

【组成】 百部10g，紫菀10g，橘络10g，海浮石10g，冬瓜仁10g，杏仁10g，五爪龙20g，苏子10g，莱菔子10g，甘草5g。

【功效】 降气化痰，宣肺止咳。

【主治】 咳嗽。

【用法】 水煎服，每日1剂。

【经验】 外感咳嗽加豨莶草15g，桑叶10g，薄荷6g（后下）；食滞咳嗽加布渣叶15g，芒果核10g；脾虚咳嗽合四君子汤培土生金；暑热咳嗽加莲叶10g，扁豆花10g，西瓜皮15g；秋燥咳嗽加雪梨皮15g，沙参15g；过食生冷之咳嗽加藿香10g，生姜3片，苏叶6g；痰热咳嗽加黄芩12g，瓜蒌15g，天竺黄10g。〔邱仕君．邓铁涛用药心得十讲［M］．北京：中国医药科技出版社，2012，63-64〕

邓铁涛：治咳自拟草药方

【组成】鲜鹅不食草 50g，鲜黄皮树叶 50g，鲜凤尾草 20g，鲜崩大碗 50g，鲜车前草 50g，鲜苏叶 10g，马勃 1g。

【功效】疏风散寒，除湿祛痰。

【主治】症见咳嗽痰稠，伴微恶风寒、微发热、头身重痛、脘闷、倦怠等。

【用法】水煎服，每日 1 剂。

【经验】鹅不食草、黄皮树叶、苏叶辛温疏风散寒、解表行气疏导为君；凤尾草（又名细叶凤尾草，功效清热利湿、凉血止血、消肿解毒）、崩大碗（即积雪草）、车前草清热利湿，使内郁之湿浊从下焦分利而出，不与外邪搏结为患，而为佐；马勃辛平入肺，清利咽喉为使。〔邓中炎，邓中光．邓铁涛医话两则［J］．辽宁中医杂志，1981（6）：43-44〕

朱良春：止嗽蛋

【组成】蜂房3g，鸡蛋1只。

【功效】镇咳祛痰，解毒清热。

【主治】适于百日咳及慢性支气管炎之久咳不已而痰少者。

【用法】蜂房3g洗净，烘干，研末，与鸡蛋1只及面粉少许混合，煎熟（不用油、盐）食之，每日1~2次，饭后食之。

【经验】临床应用，多在2~3日见效，小儿尤喜服用。〔张肖敏.朱良春治咳经验介绍［J］.中医杂志，1981（7）：21〕

朱良春：止嗽散加减

【组成】桔梗 30g，前胡 30g，甘草 30g，紫菀 30g，荆芥 30g，陈皮 30g，百部 30g，生莱菔子 60g（研），枇杷叶 60g（去毛，包煎），鱼腥草 60g，生萝卜汁 60g。

【功效】宣肺疏风，止咳化痰。

【主治】外感、内伤诸咳。

【用法】取方中桔梗、前胡、甘草、紫菀、荆芥、陈皮、百部生品研末，生莱菔子、枇杷叶、鱼腥草煎汤，取汁，与生萝卜汁共调药末，蜜泛为丸，每丸约重 7g，每服 1 丸，小儿减半，早晚各 1 次，开水化服。

【经验】方中桔梗宣通肺气，泻火散寒，治痰壅喘促、鼻塞咽痛；荆芥善治伤风头痛咳嗽；紫菀辛温润肺，苦温下气，补虚调中，消痰止渴，治寒热气结、咳逆上气；百部长于下痰止嗽，治肺气壅塞之咳嗽；陈皮调中快膈，导滞消痰；甘草润肺止咳。全方温润和平，不寒不热。所以程国彭云："既无攻击过当之虞，大有启门驱贼之势，是以客邪易散，肺气安宁。宜其投之有效欤！"止嗽散加味治疗诸般咳嗽，不论新久，均有良效。除阴虚肺燥咳嗽外，均可服用。〔张肖敏 . 朱良春治咳经验介绍［J］. 中医杂志，1981（7）：20-21〕

朱良春：油松节止咳方

【组成】油松节20~30g。

【功效】宁嗽止咳。

【主治】慢性支气管炎，症见咳嗽久久不愈，痰涎稀薄，舌质不红，属寒证者。

【用法】水煎服，每日1剂。

【经验】油松节又名松节、黄松木节、松郎头，为松科植物油松或马尾松的瘤状节或分枝节。味苦、辛，性温。归肝、肾经。功能祛风燥湿、通络止痛，常用于关节疼痛、屈伸不利、大骨节病。朱老精研药物，认为油松节固卫生血、安神定咳，加用本方于辨治方中，有增强宁嗽止咳之功。［朱步先，朱胜华，蒋熙，等.朱良春用药经验集（修订版）［M］.长沙：湖南科学技术出版社，2009，40］

朱良春：清肺定咳汤

【组成】金荞麦 20g，鱼腥草 15g（后下），白花蛇舌草 20g，天浆壳 12g，化橘红 6g，苍耳子 10g，枇杷叶 10g（去毛，包煎），生甘草 5g。

【功效】清肺化痰，定咳退热。

【主治】治疗风热流感、支气管炎、肺炎久咳而偏于痰热者。尤其对风温（肺炎）咳嗽、痰多、发热、痰黏稠或黄脓痰、苔微黄、脉数并口渴欲饮之证，颇有速效。

【用法】日 1 剂，水煎 2 次，早晚分服。

【经验】清肺定咳汤乃朱老自拟之通治风热久咳方，治疗上述诸症，屡收速效，此方对痰热蕴肺之久咳、痰多或痰黏阻滞、咳唾不爽之症最为合拍。方中金荞麦又称天荞麦、野荞麦、开金锁，名出《植物名实图考》，性味甘寒，微苦涩。有清热解毒、祛风利湿、活血祛瘀功能。《分类草药性》谓其能补中气、养脾胃，治咽喉肿痛、肺脓疡、肝炎、筋骨酸痛、菌痢、白带等，有清化痰热之功。朱老治疗风热久咳及肺、呼吸道、肠道感染，喜以本品和鱼腥草为对。考鱼腥草性味辛寒，功能清热、解毒、利尿、消肿。《分类草药性》谓其能祛食积，补虚弱，亦是治疗肺及呼吸道感染的良药。药理研究有抗菌消炎、增强免疫功能和利尿通淋三大作用。二药相伍，其清化痰热和利湿之功相得益彰，盖无湿不生痰，无热不生痰，湿和热是酿痰之因，湿和热交混蕴结，则痰旋除旋生。今二药相伍同为清热祛湿，湿热二邪分化则痰无再生，不是祛痰，胜似祛痰。痰消则久咳自止。章次公亦言及“祛痰古称宣肺，镇咳古称肃肺”，故分化湿热二邪，即是杜绝痰热再生的治本之法。方中白花蛇舌草除助其分化湿热二邪和清化痰热之外，还能提高机体抗病能力和调节免疫功能。天浆壳性味咸平，能软坚、化痰、清肺、止咳、平喘。枇杷叶微苦辛，清肺和胃、降气化痰，气下则火降痰顺。而逆者不逆，呕者不呕，咳者不咳矣。二药均镇咳平喘，用量不可过大，此方有宣肃同用之妙。方中借苍耳子有抑制流感病毒和抗过敏之作用，又能祛湿升阳通督，朱老喜掺用流感方中意寓扶正。化橘红调中化痰，生甘草润肺止咳，共奏清肺定咳之功。

高热咽喉肿痛、腮肿目赤者加蝉蜕、僵蚕（借两者疏风热、利咽化痰、抗过敏之用）；恶寒者加炙麻黄3g；高热便秘者加牛蒡子或生大黄；咳喘甚者加葶苈子、桑白皮；兼风热者加荆芥、薄荷、连翘；痰热甚者去化橘红，加大青叶或生石膏；兼湿热者去生甘草，加清化湿热之薏苡仁、竹沥、半夏；夜咳甚者加当归；咽痒者加僵蚕；燥咳者加北沙参、麦冬。〔邱志济，朱建平，马璇卿．朱良春治疗外感久咳的经验和特色选析——著名老中医学家朱良春临床经验（25）［J］．辽宁中医杂志，2002，29（1）：8-9〕

朱良春：五子镇咳汤

【组成】天竹子 6g，白苏子 6g，车前子 6g（包煎），甜葶苈子 4g，六轴子 1g，百部 8g，甘草 3g。

【功效】镇咳，降逆。

【主治】百日咳。

【用法】水煎服，每日 1 剂。

【经验】百日咳又名顿咳，较为顽缠。用朱老此方治疗，一般 4～7 剂可愈，疗程较短，药价亦廉。天竹子为小檗科植物南天竹的果实，含异紫堇啡碱、原阿片碱、O- 甲基南天竹碱等化学成分，性平，味酸、甘，功能敛肺镇咳，用于久咳气喘、百日咳。六轴子为杜鹃花科植物羊踯躅的果实，祛风燥湿，散瘀止痛，定喘，止泻，主风寒湿痹，历节肿痛，跌打损伤，喘咳，泻痢，痈疽肿毒，味苦，性温，有毒（含闹羊花毒素Ⅲ），不宜多服、久服，体虚者忌服。〔朱良春 . 朱良春医论集［M］. 北京：人民卫生出版社，2009.100；丁安伟，吴启南 . 现代中药执业手册［M］. 南京：江苏科学技术出版社，2003，373-374〕

朱良春：止咳化矽糖浆

【组成】党参、北沙参、百合、白及、夜交藤、金荞麦、白花蛇舌草、金钱草、合欢皮、石韦、甘草。

【功效】补益气阴，调理肺脾，化痰散瘀，软坚消积。

【主治】矽肺。

【用法】熬制为糖浆，每服30~50mL，每天2次，配合“抗矽-14”，每周0.5g，连服4个月为1个疗程。

【经验】矽肺是由于长期吸入含有二氧化硅的粉尘而引起的以肺部弥漫性纤维化为主要特征的一种职业病，患者正气亏虚，抵抗力较低，据统计有1/3~1/2的矽肺患者合并肺结核，属中医学“石痨”“石工肺痨”。粉尘沉积肺络，阻滞气机，影响肺之肃降功能，呼吸为之不利，从而出现咳呛、胸闷、气短的症状。矽尘沉积不去，肺之气阴亏虚，则化热灼津为痰，甚则损伤肺络，致痰中带血；而痰壅气滞，必将引起血瘀，痰瘀痹阻肺脉，胸部刺痛可随之出现。故矽肺病机，一是正虚，一是邪实。治疗上宜攻补兼顾，扶正以固本，祛邪而攻病。

方中党参补脾养胃，润肺生津，健运中气，对气虚不足、倦怠乏力、气急喘促、脾虚食少等症有效；北沙参专补肺阴，清肺火，治久咳肺痨，是肺虚热咳要药；百合清痰火，补虚损，用于肺燥、肺热之虚损久咳；白及治痨伤肺气，补肺虚，止咳嗽，消肺痨咯血，收敛肺气，《中国植物图鉴》谓其善治矽肺；夜交藤补中气，行经络，通血脉，治劳伤，与诸药相合，能增强补虚强壮作用，有利于功能之恢复；白花蛇舌草清热散瘀，消痈解毒，又能清肺火，泄肺热，治肺热喘促、咳逆胸闷，能刺激机体网状内皮系统和嗜银物质，可提高机体免疫功能，对于矽肺肺热喘咳颇合；金荞麦的成分主要是黄烷醇类物质，有活血消肿、止咳化痰作用，不仅可以改善临床症状，还能提高机体免疫功能；金钱草能“治吐血，下血”，《中国植物图鉴》谓其“可作强壮剂，治慢性肺炎”，具有清热解毒、镇咳止血、活血化石之功，对消除肺中矽尘也有帮助；合欢皮能“活血、消肿、止痛”，《动植物民间药》称其可“治咳嗽”，具有强壮、兴奋、镇痛、安神、止咳及利尿等作用；石韦“清肺气以滋化源、通膀胱而利水道”，有清肺泄热、止咳定喘、利水排石之功，可用于排除肺中之矽尘；甘草能调和诸药而提高疗效。用止咳化矽糖浆再配合“抗矽 -14”治疗矽肺，实践结果表明，要比单纯应用中药或西药的疗效好得多。本品还对结核菌有抑制作用，并有收敛止血、消肿生肌之功。因此，它对矽肺、肺结核等均有效。〔朱良春．“止咳化矽糖浆”配合“抗矽 -14”治疗矽肺的疗效观察［J］. 江苏中医杂志，1981（5）：22-23〕

朱良春：清肺解毒汤

【组成】板蓝根、大青叶、鱼腥草、白花蛇舌草、金银花、山海螺各15g，蒸百部、炒僵蚕、玄参各8g，甘草3g。

【功效】清肺解毒。

【主治】腺病毒性肺炎，疫毒侵袭，痰热壅肺之重症。

【用法】水煎服，每日2剂。

【经验】方中板蓝根、大青叶清热凉血解毒；金银花、甘草、玄参为《验方新编》卷二的四妙勇安汤去当归，四妙勇安汤用于热毒内蕴、血行不畅之病证，以金银花清热解毒为君，玄参滋阴清热、泻火解毒为臣，甘草解毒为辅佐；白花蛇舌草主治肺热喘咳，咽喉肿痛；鱼腥草用治肺痈、疮疡肿毒等，现代药理实验表明，其具有抗菌、抗病毒等作用；山海螺益气养阴，解毒消肿，排脓；蒸百部润肺下气止咳；炒僵蚕祛风定惊，化痰散结。诸药合用，共奏清肺解毒、凉血消痈、润肺止咳、化痰定惊之功。〔庞国明，李建新，周兴开．当代中国名医高效验方1000首（2版）[M]．北京：中国中医药出版社，2012，40〕

朱良春：久咳丸

【组成】五味子50g，罂粟壳600g，枯矾30g，杏仁72g。

【功效】定喘止嗽。

【主治】凡慢性气管炎久咳不已者，用之多效。

【用法】上4味研极细末，炼蜜为丸，如绿豆大，每服10～15粒，每日2次，白糖开水送下。

【经验】罂粟壳、五味子敛肺镇咳，枯矾祛痰，杏仁既能止咳平喘，又能润肠通便，可以防止罂粟壳涩肠之弊。一般服3～5日即可平复，不致产生依赖性。如有外邪发热者，暂勿用之。〔郭淑云，李永泉，王明欣．中医内科临证验案［M］．北京：中国中医药出版社，1998，50；张方胜．中华传世医方上卷（一、二）［M］．北京：科学技术文献出版社，1999，198〕

朱良春：化痰定咳汤

【组成】金荞麦20g，白花蛇舌草30g，蔓荆子20g，鱼腥草20g，天竺子10g，天浆壳10g，化橘红8g，甘草8g。

【功效】化痰定咳。

【主治】急性支气管炎，久治未愈，咳呛仍频，黏痰壅滞，咳唾不爽，舌苔薄腻，脉滑，属痰热阻肺者。

【用法】清水先泡后煎，每剂煎2次。每日1剂，分2次温服。

【经验】本方以金荞麦、白花蛇舌草、鱼腥草、甘草清热解毒；天竺子（小檗科植物南天竹的果实，功效止咳，适用于咳嗽气喘或百日咳，近人研究，天竺子含有南天竹碱，有强烈的麻痹呼吸中枢作用，故可作为镇咳药，但不宜久服）、天浆壳（萝藦科植物萝藦的果壳，功效化痰止咳平喘，适用于咳嗽痰多、气喘，及麻疹透发不畅、发热咳嗽等）、化橘红化痰止咳，对痰热阻肺之咳喘疗效甚佳。若热灼阴伤者，可加麦冬、沙参各10g；对寒邪束肺和阳虚痰饮之咳嗽无效。〔张方胜．中华传世医方上卷（一、二）［M］．北京：科学技术文献出版社，1999，167〕

朱良春：经验方

【组成】鱼腥草 15g，金荞麦 15g，海浮石 10g，百部 10g，黄芩 10g，桑白皮 15g，地骨皮 15g，贝母 6g，玉桔梗 10g。

【功效】清泄肺热，宣肺肃肺，化痰止咳。

【主治】支气管扩张发作期，症见咳嗽，咳痰色黄或黏，可量多或量少，不易咳出，高热或低热，口渴，大便或干，舌质红或偏红、暗微紫，边有瘀点，苔薄黄或黄腻，脉滑数。

【用法】水煎服，每日 1 剂。

【经验】朱老认为，支气管扩张发作期治疗重点是痰热，治宜清化痰热，肃降肺气，宣肺止咳，佐以化瘀通络。大便秘结加全瓜蒌、生大黄；发热加柴胡、青蒿子、银翘；咳嗽痰黏，口干，舌质红，苔薄黄或白，加南沙参、北沙参、川百合、麦冬、芦根、天花粉；活血通络加露蜂房、三七、刘寄奴、花蕊石、茜草；益气养阴用太子参、珠儿参、麦冬；补肾多用生地黄、熟地黄、山茱萸；健脾常用生薏苡仁、怀山药、炒白术、广陈皮。待痰热渐清，痰黄转白，清热之力可减，仍需化痰清热巩固治疗。如见咯血，则白及、参三七、花蕊石、茜草等均可选用。〔吴坚，蒋熙，姜丹．国医大师朱良春支气管扩张症辨治实录及经验撷菁［J］．江苏中医药，2014，46（3）：3〕

朱良春：三百汤

【组成】百合15g，百部10g，白及10g，参三七6g，花蕊石9g，茜草15g，黛蛤散6g。

【功效】润肺止咳，活血止血。

【主治】支气管扩张，出现大咯血者。

【用法】水煎服，每日1剂。

【经验】方中百合、百部润肺化痰、止咳，海蛤粉清热化痰，白及收敛止血，参三七、花蕊石化瘀止血，茜草凉血祛瘀止血，青黛清热解毒、凉血止血。诸药合用，清热润肺化痰止咳，祛瘀凉血化瘀止血。〔吴坚，蒋熙，姜丹．国医大师朱良春支气管扩张症辨治实录及经验撷菁［J］．江苏中医药，2014，46（3）：1-3〕

朱良春：温阳化血散

【组成】炮姜炭 6g，三七 6g，血余炭 3g。

【功效】温阳活血摄血。

【主治】支气管扩张咯血者。

【用法】共研粉备用。每用 6 ~ 10g，咯血量少日服 2 次，咯血量多日夜可服 3 ~ 4 次，每日用生地黄干品 30 ~ 60g，滚开水冲泡送服“散药”。

【经验】此方三七一味，一为止血，二为消瘀。血余炭，张锡纯谓其化瘀血之力不如花蕊石、三七，而其补血之功则过之。血余炭除止血不留瘀之外，还有补血作用，确系良药。妙在炮姜炭温阳醒脾摄血，促助三七、血余炭之斡旋，且能醒豁生地黄之凝滞，生地黄汁不伍黄芩、黄连、大黄苦寒之属，而伍炮姜炭，其适应寒热虚实之广用不难由此推阐矣。〔邱志济，朱建平，马璇卿．朱良春用温阳护阴等法治疗出血急症经验选析［J］．辽宁中医杂志，2003，30（4）：246〕

朱良春：自拟支气管扩张散剂

【组成】川百合、白及、蒸百部、花蕊石、海浮石、钟乳石、炙紫菀、制黄精各90g，北沙参60g，川贝母30g，化橘红30g，参三七20g，怀山药120g，甜杏仁60g，甘草20g。

【功效】润肺化痰，活血止血。

【主治】支气管扩张。

【用法】上药研极细末，每服5g，每日3次，开水送服。

【经验】本散剂治疗支气管扩张效果颇佳。〔吴坚，蒋熙，姜丹．国医大师朱良春支气管扩张症辨治实录及经验撷菁［J］．江苏中医药，2014，46（3）：1-3〕

任继学：自拟治久咳方

【组成】 海蛤粉10～15g，青黛1.5～3g，金荞麦15～20g，金莲花3～6g，瓜蒌仁15～20g，百部3～9g，防风2～3g，干姜2～3g，天冬9～12g，玄参9～12g，杏仁3～9g，枳壳10～15g，紫菀3～9g。

【功效】 疏风解表，宣肺止咳，润肺生津。

【主治】 久咳不愈者。初起症见恶寒发热，胸闷，咽干痒痛，口干渴，干咳或咳少量白黏痰，舌质红苔薄黄，脉浮数或浮滑。经使用解热镇痛、抗菌、抗病毒药后，恶寒发热不明显，而以干咳无痰、咽痒、胸中干涩而痛为主，持续1个月至数月，伴见尿黄赤，便干结，乏力气短，精神不振，舌淡红或深红，苔黄或白，脉虚数或缓，咽红赤。

【用法】 水煎服，每日1剂。

【经验】 风寒未解者，去金荞麦、金莲花，加苏叶、荆芥；里热重者，加虎杖、金银花、紫荆皮、黄芩；肺阴虚者，加百合、石斛、知母；痰多者加瓜蒌皮；表虚者加桂枝汤；夏月夹暑湿者，加香薷、佩兰、藿香。〔王育勤.任继学教授治疗感冒后久咳的经验［J］.河南中医，2000，20（1）：17〕

任继学：宁肺止嗽汤

【组成】前胡15g，白前10g，桔梗5g，荆芥15g，百部15g，紫菀15g，款冬花20g，枳壳10g，杏仁10g，马兜铃15g，防风15g，炙桑白皮25g。

【功效】宣散风邪，宁肺止嗽。

【主治】感冒后邪气留连不净所致喉痒，咳嗽，咳而呕吐，吐白色有泡沫痰涎，痰出嗽缓，片刻复作，饮食乏味，胸闷不饥，动则汗出，舌红苔薄白，脉沉缓。

【用法】水煎服，每日1剂。

【经验】本方为荆防败毒散加减，荆防败毒散功能发散风寒、解表祛湿，用于“流感”、感冒等病证初起，出现恶寒、发热、无汗、剧烈头痛、肌肉关节酸痛、舌苔白腻、脉浮或浮紧者。方中马兜铃具有显著止咳、化痰、平喘、抗感染作用，其止咳作用与磷酸可待因相当，但虚寒咳喘及脾弱便泻者应慎服，其所含有的马兜铃酸有较强肾毒性。〔南征．国医大师临床经验实录·国医大师任继学［M］．北京：中国医药科技出版社，2011，65〕

任继学：宣肺止嗽散

【组成】饭蒸百部 25g，白前 30g，紫菀 30g，鸡内金 20g，炙款冬花 20g，马兜铃 15g，瓜蒌仁 15g，枳壳 15g，桔梗 15g，焦山楂、焦神曲、焦麦芽各 10g，白果仁 10g，川贝母 15g。

【功效】宣肺止嗽。

【主治】无寒无热，咳嗽痰多，纳呆之疾。

【用法】上药共为细粉，1 岁每次 3g，2 岁每次 4g，3 岁每次 5g，每日 2 次，冲服。

【经验】本方为《医学心悟》止嗽散加减方，去荆芥、陈皮、甘草，加马兜铃清肺降气，止咳平喘；白果仁敛肺定喘；炙款冬花、瓜蒌仁、川贝母润肺下气，化痰止咳；枳壳破气，行痰，消积；鸡内金、焦山楂、焦神曲、焦麦芽消积导滞助消化。〔南征．国医大师临床经验实录·国医大师任继学［M］．北京：中国医药科技出版社，2011，87-88〕

任继学：补阳温肺汤

【组成】鹿角胶15g，冬虫夏草15g，鹅管石20g，鹿茸粉2g（冲服，为1次量），补骨脂15g，鼠曲草15g，款冬花15g，川贝母20g。

【功效】补肾纳气，温肺止咳。

【主治】肺肾阳虚之咳嗽。

【用法】水煎服，每日1剂。

【经验】本方扶正固本用鹿角胶温补肝肾，益精养血；鹿茸粉壮肾阳，补精髓；补骨脂滋肾阴，补肾阳，纳气平喘；鹅管石补肺，壮阳；冬虫夏草补肺益肾。祛邪治标用鼠曲草（即俗名白毛蒿、老头草、佛耳草）镇咳祛痰；款冬花、川贝母润肺下气，化痰止咳。治本为主，药用五味，不乏大补之药；治标为辅，药仅三味。盖本虚之咳，虚去咳嗽自可渐缓，不必堆砌对症之味。〔南征，南红梅．任继学用药心得十讲［M］．北京：中国医药科技出版社，2014，274〕

任继学：滋阴润肺汤

【组成】黑豆 20g，龟甲胶 15g，炒熟地黄 15g，枸杞子 20g，生山药 20g，天冬 15g，麦冬 15g，黄精 15g，人参粉 15g（用人乳浸 24 小时晒干用，每次冲服 1.5g），贝母 15g，百合 20g。

【功效】滋阴润肺止咳。

【主治】肺肾阴虚之咳嗽。

【用法】水煎服，每日 1 剂。

【经验】本方滋肾阴，养肺阴，补肺气，清肺热，培土生金。百合、贝母润肺止咳。人乳补血、润燥，人参用人乳浸过，燥性就被去除。〔南征，南红梅．任继学用药心得十讲［M］．北京：中国医药科技出版社，2014，275〕

李济仁：肺癌气阴两虚方

【组成】生黄芪60g，北沙参15g，五味子12g，秦艽20g，知母10g，半枝莲30g，半边莲30g，白花蛇舌草30g，瓜蒌15g，薤白12g，玄参20g，牡蛎10g，贝母12g，夏枯草12g，白芥子10g，昆布15g，海藻15g，苦杏仁12g，桔梗10g，郁金12g，鸡血藤12g，仙鹤草12g。

【功效】益气养阴，清热解毒，化痰消瘀。

【主治】肺癌或见纵隔淋巴转移。证属气阴两虚，热毒痰瘀。

【用法】水煎服，每日1剂。

【经验】此类患者多见咳嗽胸痛，痰中带血，低热不退，精神萎靡，形体消瘦，面色如常或灰暗，头晕食少，口干欲饮，脉细弦数或沉细数，舌质红，苔薄白或舌红光剥。方中大剂量生黄芪、北沙参、五味子、秦艽、知母益气养阴，润肺除热；半枝莲、半边莲、白花蛇舌草清热解毒；瓜蒌薤白散合消瘰丸（玄参、牡蛎、贝母）加夏枯草、白芥子、昆布、海藻、苦杏仁、桔梗、郁金清热消痰，软坚散结；鸡血藤、仙鹤草补血行血，凉血止血。药中病机则热退血止，痰消肿散而愈。〔李艳．李济仁医论医验选集［M］．北京：科学出版社，2011，255〕

李济仁：肺癌肺脾两虚方

【组成】北沙参15g，冬虫夏草24g，人参20g，黄芪30g，土茯苓45g，白术24g，白英10g，土贝母15g，海蛤粉20g，白及15g，三七10g，莪术10g，木瓜10g，蒲公英24g，鱼腥草24g，夏枯草20g。

【功效】健脾清肺，清热化痰。

【主治】肺癌肺脾两虚型。

【用法】水煎服，每日1剂。

【经验】此类患者多见面色萎黄，形体消瘦，呼吸气短，四肢倦怠，纳谷不香，咳嗽频作，胸闷气喘，甚则咳呛呕吐，痰红或咳黄稠痰，或白黏痰，或痰中带血，舌质淡红，苔薄白或黄腻，脉弦缓无力，或濡滑，或沉细；或检查有纵隔淋巴结转移。此乃肺脾两虚，痰热蕴肺之证。本方冬虫夏草、人参、黄芪、白术健脾益肺；北沙参养阴清肺；蒲公英、鱼腥草、夏枯草、土茯苓、白英、木瓜清热解毒，祛湿和胃；土贝母、夏枯草、莪术解毒消肿，破瘀散结；海蛤粉止咳化痰；三七、白及一散一收，善治肺络出血。〔李艳．李济仁医论医验选集［M］．北京：科学出版社，2011，256〕

李济仁：肺癌肺肾阴虚方

【组成】沙参12g，麦冬18g，天冬15g，百合24g，熟地黄20g，党参24g，甘草10g，半夏12g，黄芩12g，玄参15g，贝母15g，瓜蒌24g，玉竹15g，天花粉24g，紫花地丁30g，天葵子20g，白茅根15g，仙鹤草24g，地骨皮12g，白薇15g，五味子15g。

【功效】滋肾养肺，清热消痰。

【主治】肺癌肺肾阴虚型。

【用法】水煎服，每日1剂。

【经验】此类患者多见咳嗽声嘶，痰少黏稠，痰中带血，面色无华，形体消瘦，肢倦乏力，语声低弱，口干咽燥，舌红少津，脉细数。证属肺肾阴虚，痰热互结。治以滋肾养肺、清热消痰之法，则可力挽危候。常用麦门冬汤、百合固金汤、贝母瓜蒌散等，以天冬、麦冬、百合、熟地黄滋养肺肾之阴；党参、半夏益气化痰；黄芩、玄参、贝母、瓜蒌、甘草开胸散结，清肺化痰；沙参、玉竹、天花粉增养阴清热之力，紫花地丁、天葵子加强解毒散结之功，白茅根、仙鹤草凉血止血，地骨皮、白薇、五味子育阴敛汗。尚可酌选其他抗癌药味，以期佳效。〔李艳．李济仁医论医验选集［M］．北京：科学出版社，2011，256〕

李振华：香砂六君子汤加减

【组成】党参15g，白术10g，茯苓15g，橘红10g，半夏10g，生薏苡仁20g，香附10g，砂仁8g，焦山楂、焦神曲、焦麦芽各12g，川朴10g，干姜10g，炙甘草3g。

【功效】健脾益肺，止咳化痰。

【主治】肺脾气虚之咳嗽。症见咳嗽久不愈，痰量反增，色白而黏，脘腹胀满，食欲不振，大便稀溏，体倦乏力，面色无华，舌体胖，苔白腻或白滑。

【用法】水煎服，每日1剂。

【经验】脾为肺之母，若外邪伤肺，久病失治，则子病及母，累及于脾，而致肺脾俱虚。虽因肺气耗伤，然虚者补其母，治疗当健脾益气，培土以生金，兼用化痰祛湿。其中四君子汤为补脾胃气虚之要方，其中的党参补气且不伤肺阴；白术健脾燥湿，扶助运化；茯苓甘淡渗湿，炙甘草调和诸药。配生薏苡仁补脾益肺利湿，焦山楂、焦神曲、焦麦芽健脾和胃，干姜温中健脾，此九味药健脾益气以治本。橘红化痰利气，半夏燥湿祛痰，砂仁、香附、川朴行气以助运化，此五味药理气祛痰以治标。而对于饮食伤脾，脾虚失于健运，不能运化水湿，痰饮内生，上干于肺所致之咳嗽，症见痰多色白、易咳，胸脘满闷，纳差呕恶，倦怠乏力，大便不实者，病程由脾及肺，因虚致实，亦可用上法治疗，然因痰湿蕴肺之实证较重，急则治其标，当侧重祛湿化痰，兼顾本虚。李老常用二陈平胃散加紫菀、炙款冬花等清肺化痰之品，先化痰邪，待咳痰减少，再逐渐增加健脾力度。〔杨晓庆，黄清．李振华教授辨治咳嗽经验［J］．中国现代医生，2009，47（3）：90-102〕

李振华：肺肾阴虚咳嗽方

【组成】蒸何首乌20g，生地黄15g，熟地黄15g，石斛15g，麦冬10g，山茱萸10g。

【功效】益肾养肺。

【主治】肺肾阴虚之咳嗽。

【用法】水煎服，每日1剂。

【经验】肾为肺之子，肺金对肾水有充养作用，咳嗽时间越长，津液受损越严重，肺阴亏虚，母病及子，肾水不充，水亏则火不归原，虚火上灼肺金，则肺阴愈损，终致肺肾之阴俱亏。小儿为稚阴稚阳之体，年老则阴气自半，若患久咳更易转为此证。肾乃先天之本，元阴元阳之所，故治肺阴之亏，仅润肺金，则咳嗽难愈，当肺肾同治，益肾养肺。若潮热盗汗则加地骨皮15g以清虚热。另则肺与大肠相表里，六腑以通为用，肠腑壅滞，气机不畅，则阻碍肺气下降，加重咳嗽。故李老治咳嗽，问诊时必细问大便情况，若见大便干结，则选用火麻仁、草决明、瓜蒌仁、杏仁中二三样，润肠通便以助肺气下降，气顺则痰易消，咳易止。〔杨晓庆，黄清．李振华教授辨治咳嗽经验［J］．中国现代医生，2009，47（3）：90-102〕

李振华：生津益肺汤加减

【组成】辽沙参20g，石斛15g，知母12g，川贝母12g，桔梗10g，前胡8g，黄芩10g，杏仁10g，生桑白皮15g，地骨皮18g。

【功效】生津益肺，收敛止咳。

【主治】久病咳嗽不愈证属肺阴虚者。临床见于外感咳嗽失治误治，郁而化热，或长时间用抗生素后，阴虚津亏，干咳无痰或痰少难咳，咽痒声哑，盗汗颧红，口干，便干，舌红少苔者。

【用法】水煎服，每日1剂。

【经验】久病多虚，虚则补之，况肺为娇脏，更易耗气伤阴。肺性喜润恶燥，是故久咳以肺阴虚损最为常见。前人言“肺无补法”，是为告诫后学者，治疗咳嗽不可骤用补法，以免闭门留寇，因此补气阴应该用于久咳确无实邪。若阴虚合并有表邪未解，或内夹痰热实邪，则可在散表祛邪的同时，兼用补气养阴。另则，久咳肺张叶举，肺气浮散无根，咳不易止，可稍敛肺气，李老常选用五味子、炙款冬花、百合、诃子之中一二味以收敛止咳。〔杨晓庆，黄清．李振华教授辨治咳嗽经验［J］．中国现代医生，2009，47（3）：90-102〕

李振华：温肺止咳汤

【组成】前胡、黄芩、干姜各9g，细辛5g，五味子、杏仁、炙桑白皮、炙款冬花、紫苏子、桔梗各9g，陈皮12g，半夏9g，云苓12g，甘草3g，荆芥9g。

【功效】疏风散寒，宣肺止嗽。

【主治】支气管炎属风寒证，症见喉痒咳嗽，痰白稀薄，头痛，鼻塞声重，鼻流清涕，或见发热恶寒无汗，舌质淡红、苔薄白，脉弦或浮紧者。

【用法】水煎服，每日1剂。

【经验】本证系风寒束表，内合于肺，肺气壅遏，气机不畅，上逆为嗽。方中干姜、细辛、五味子温脾肺，止咳平喘；前胡、荆芥、黄芩疏风散寒，解表清热；杏仁、炙桑白皮、炙款冬花、紫苏子、桔梗宣肺祛痰、平喘止嗽；陈皮、半夏、云苓、甘草理气调中，燥湿祛痰。诸药共奏疏风散寒、宣肺止嗽之功。如恶寒发热重者，可加桂枝6g；咳喘较甚者，加麻黄9g、生石膏27g；痰稠咳吐不利者，去半夏、云苓，加贝母9g。〔李振华．常见病辨证治疗［M］．郑州：河南人民出版社，1979，72〕

李振华：健脾止咳汤

【组成】党参12g，白术9g，云苓15g，橘红9g，半夏9g，桂枝6g，厚朴9g，炙桑白皮12g，杏仁、紫苏子、桔梗、枳壳、炙甘草各9g。

【功效】健脾温中，祛痰止嗽。

【主治】支气管炎属脾虚证，症见咳嗽痰多，色白易咳出，胸脘痞闷，食少纳呆，体倦无力。舌质淡、苔白腻，脉象滑或濡者。

【用法】水煎服，每日1剂。

【经验】本证脾失健运，痰湿内盛，壅塞气道，故咳吐痰涎；脾虚不能为胃行其津液，胃失和降，故胸脘痞闷，食少纳呆。方中党参、白术、云苓、厚朴、炙甘草益气健脾，化浊利湿；桂枝温中健脾，通阳利水；橘红、半夏行气祛痰，配厚朴降逆和胃；紫苏子、枳壳、杏仁、桔梗、炙桑白皮宽中理气，止嗽祛痰。本方温中健脾以治本，祛痰止嗽以治标，标本兼治，适用于脾虚内伤的慢性支气管炎症。如脾阳虚弱、痰涎过盛，症见咳嗽哮喘者，可参考支气管哮喘脾虚证治疗。〔李振华．常见病辨证治疗［M］．郑州：河南人民出版社，1979，75〕

李振华：皂星片

【组成】皂荚12g，诃子、杏仁、蛤粉、百部、紫菀各30g，胆星、黄芩各15g。

【功效】化痰肃肺，止咳平喘。

【主治】慢性气管炎，咳喘痰多者。

【用法】将上药先用水煎，取汁浓缩成膏，烘干制成颗粒，再加赋形剂制成片剂，每片0.5g，每服6~8片，每日3次，温开水送服。

【经验】慢性气管炎属于内伤咳嗽，但每因外邪入侵而急性发作。治疗时，必须内外兼顾，不可偏废，其辨证要点是：咳吐大量黄白黏痰。本方功擅化痰肃肺、止咳平喘，对痰浊阻肺的实证适宜。对虚证或燥热伤肺之咳喘则非所宜。运用此方临床观察356例，其中单纯性慢性气管炎206例，喘息型慢性气管炎150例，总有效率达81%。〔张方胜．中华传世医方上卷（一、二）［M］．北京：科学技术文献出版社，1999，173〕

李辅仁：宣化理肺汤

【组成】南沙参15g，桑白皮15g，杏仁10g，橘红10g，苏梗10g，桔梗10g，炙枇杷叶10g，紫菀15g，款冬花10g，炙前胡15g，炒远志10g，贝母10g，甘草3g。

【功效】宣肺清热，化痰平喘。

【主治】肺失宣降，咳嗽，咳痰。

【用法】水煎服，每日1剂。

【经验】咳嗽是肺失宣降的临床表现，往往是外感不愈，病情进一步发展的结果。其病机是外邪闭肺、痰热壅肺。李老一再强调，咳嗽是机体抗病的一种反应，是排痰外出、给邪以出路、正能胜邪的表现。治疗上千万不要敛肺止咳，忌用五味子、川贝母、白果、诃子等敛肺镇咳药。否则，痰热不能被咳宣而出，郁闭于内，变生他证。用药上，宣肺化痰善用炙前胡、炙紫菀、炙枇杷叶、橘红、苏子、葶苈子、贝母、半夏；宣肺平喘善用炙麻黄、杏仁、射干；清肺热善用金银花、桑白皮、苇根、茅根、生石膏、鱼腥草。根据肺的生理、病理特点，提出“肺宜宣，痰应排”的治疗原则。〔史学军，衣胜荣，刘震．李辅仁教授治疗呼吸系统疾病用药经验浅谈［J］．中国中药杂志，2000，25（11）：701-702〕

李辅仁：辛夷散合杏苏散加减

【组成】炙前胡10g，清半夏10g，杏仁10g，苏子10g，射干10g，炙枇杷叶10g，黄芩10g，炙紫菀10g，桔梗6g，薄荷3g，苍耳子10g，辛夷5g，枳壳10g，橘红6g。

【功效】疏风宣肺，止咳化痰。

【主治】素有慢性支气管炎，复感外邪，又诱发旧疾慢性副鼻窦炎同时发病，辨证为外邪袭肺、肺失清肃、肺气失宣、清窍不利之证。

【用法】水煎服，每日1剂。

【经验】此方用辛夷散合杏苏散加减。炙紫菀、清半夏、橘红、炙前胡、杏仁、苏子以宣肺降逆止咳；杏仁、桔梗、枳壳宣降肺气，下气止咳排痰；射干、黄芩、炙枇杷叶用以肃肺利咽喉。故咳嗽顿除，鼻塞亦获愈。〔崔应珉，陈明，谢辉．名医方证真传［M］.北京：中国中医药出版社，1996，36〕

何　任：加味宣肺祛瘀汤

【组成】北沙参 9g，玄参 9g，杏仁 9g，旋覆花 9g，薏苡仁 12g，天冬 12g，麦冬 12g，代赭石 12g，蛤壳 12g，冬瓜子 12g，贝母 6g，瓜蒌仁 6g，甘草 6g，矮地茶 24g。

【功效】润肺蠲痰解毒。

【主治】肺吸虫病，症见咳嗽、胸痛，长期吐烂桃样痰（亦属痰中带血），苔白腻，脉滑。

【用法】水煎服，每日 1 剂。

【经验】本病多因饮食不节，蛊毒入侵，内停于肺，蕴痰化热，迫伤肺络。患者多有食用淡水蟹（溪蟹）或喇蛄史，慢性咳嗽，吐烂桃样痰，痰中查到肺吸虫卵。方中北沙参、天冬、玄参润肺化痰解毒，旋覆花、代赭石降气化痰定咳，杏仁、薏苡仁、冬瓜仁宣肺化痰，蛤壳、贝母、瓜蒌仁蠲痰散结，矮地茶既能活血祛瘀，又能止咳止血解毒，甘草调和诸药兼以解毒。〔唐海庚，廖际生．现代医护实习手册［M］．长沙：湖南科学技术出版社，1996，80；李文亮，齐强．千家妙方上［M］．北京：战士出版社，1982，55-56〕

何　任：治内伤咳嗽方

【组成】天冬10g，麦冬10g，桑叶10g，枇杷叶15g，桑白皮15g，黄芩10g，当归10g，川贝母6g，生甘草6g，茯苓12g，白术12g，炙百部15g。

【功效】滋阴，润肺，止咳。

【主治】久咳伤阴，阴虚火旺咳痰者。

【用法】水煎服，每日1剂。

【经验】本方补虚扶正用天冬、麦冬、当归滋阴养血，白术、茯苓、生甘草健脾胃，培土生金；祛邪治标用炙百部、川贝母润肺止咳，枇杷叶、桑叶、桑白皮、黄芩清肺止咳。〔何若苹，徐光星．何任医案实录［M］．北京：中国中医药出版社，2012，111〕

张 琪：和胃清痰汤

【组成】黄芩10g，大黄10g，黄连10g，半夏15g，瓜蒌20g，麦冬15g，莱菔子10g，杏仁15g，紫菀15g，芦根25g。

【功效】泄热和胃，化痰降气。

【主治】胃腑积热，痰浊蕴蓄上扰于肺，肺失清肃之顽咳。

【用法】水煎服，每日1剂，分2次服。

【经验】临证观察有一部分急慢性支气管炎、肺气肿继发感染者，经用止咳祛痰之中西药及大量抗生素治疗无效。表现为咳逆上气，痰稠黏不易咳出，胸闷腹满，呕逆纳呆，便秘或大便黏滞不爽，手足蒸热，汗出，舌苔厚腻少津，脉滑有力或右脉独盛，此属胃腑积热，痰浊蕴蓄上扰于肺，肺失清肃。治宜泄热和胃、化痰降气。"气有余便是火"，热得清泄则胃和痰自消，而见咳止咳必不能愈。此类咳嗽多见外邪日久化热，或因过食膏粱厚味，酒湿辛辣内蕴，积而化热，痰浊内生。服药后大便通利，往往咳即由重转轻，由轻而愈。肺与大肠相表里，泻大肠则咳止，亦釜底抽薪之法。

本方乃《金匮要略》三黄泻心汤合《伤寒论》小陷胸汤加味，三黄泻心汤清泻三焦，《医宗金鉴》载小陷胸汤"黄连涤热，半夏导饮，瓜蒌润燥下行，合之以涤胸膈痰热，开胸膈气结"。

此类咳嗽除药物治疗外，尚须注意饮食调养，宜进清淡之品，禁用醇酒厚味，以杜绝其蕴热生痰之源。〔张琪. 张琪临床经验辑要［M］. 北京：中国医药科技出版社，1998，185〕

张　琪：麻杏石甘汤加味

【组成】麻黄10g，杏仁15g，生石膏50～100g，鱼腥草30g，牛蒡子15g，黄芩10g，川贝母10g，金银花30g，桔梗10g，甘草10g。

【功效】辛凉宣肺，止咳平喘。

【主治】上呼吸道感染及肺炎，尤其是小儿肺炎。

【用法】水煎服，每日1剂。

【经验】生石膏之剂量须大于麻黄10倍，疗效方佳，可随患者年龄体质不同而变更。如见舌红少津，为肺阴亏耗，宜于方中加沙参、麦冬、玉竹、生地黄。石膏为质重之药，似与轻清宣透相悖，吴鞠通谓表不解者不可与也。但根据张老的临床经验，石膏与麻黄合用，不仅不会遏制邪气外出，反而有解肌透表之功，尤其肺热甚者，非此药不能收功，服药后汗出溱溱邪解，发热随之而退，屡屡收效。1994年曾治1例极危重肺结核并发感染，重用石膏200g，连续用之，使患者转危为安。〔张琪．张琪临床经验辑要［M］．北京：中国医药科技出版社，1998，3-4〕

张　琪：小青龙汤加味

【组成】麻黄 10g，细辛 5g，干姜 5g，半夏 10g，五味子 10g，白芍 10g，桂枝 10g，甘草 10g，熟地黄 25g，淫羊藿 15g，枸杞子 15g，苁蓉 10g。

【功效】温散寒饮，补肾纳气。

【主治】外寒里饮，肺肾虚寒之咳喘。如慢性气管炎、肺气肿属痰饮宿疾者。

【用法】水煎服，每日 1 剂。

【经验】慢性气管炎、肺气肿属痰饮病，小青龙汤治表寒里饮证可获得缓解，属新感可以痊愈，如属痰饮宿疾喘证则不易根治，多遇寒即发。张老治疗此类病多用补肾之药以巩固之，肾中元阴元阳为气之根，张景岳有金水六君煎，用熟地黄、当归与二陈汤配伍，治肺肾虚寒、水泛为痰之咳嗽喘急，师其意用小青龙汤治疗痰饮喘咳、呕逆。小便不利时，加熟地黄、苁蓉、淫羊藿、枸杞子以助肾中元阴元阳，若肾不纳气明显，可酌加山茱萸、核桃肉；如恶寒手足逆冷、小便清频，加附子、肉桂常取得良好疗效。但本方用量宜小为适合，如细辛、干姜、麻黄、桂枝等辛热之品，若用量大，易化热伤阴。病情缓解后继服补肾之药善后。〔张琪．张琪临床经验辑要［M］．北京：中国医药科技出版社，1998，4-5〕

张　琪：射干麻黄汤加味

【组成】麻黄10g，射干10g，干姜10g，细辛5g，半夏10g，紫菀15g，款冬花10g，苏子10g，生姜10g，五味子10g，桂枝10g。

【功效】辛温解表，宣肺化饮。

【主治】小儿病毒性肺炎证属肺脾寒饮者，症见发热不退，咳嗽气喘，痰清稀多泡沫，呼吸痰鸣如水鸡声，两肺听诊有湿性啰音，舌润苔滑，脉数无力。

【用法】水煎服，每日1剂。

【经验】对病毒性肺炎及肺部感染一类疾病，必须分清风寒与风温表证，更应辨识里热或里寒，切忌一遇病毒类疾患，即投金银花、连翘、桑叶、芦根、大青叶等所谓抗病毒之药，或安宫牛黄丸等辛凉之剂，或黄芩、黄连、石膏等清热之药。果系风热肺热，固当应用，若系风寒闭阻，肺气不宣，滥用则必促使病情加重。风寒闭阻者临床表现除咳嗽气喘、痰声辘辘外，亦有发热恶寒表证、痰清稀多泡沫、面色青、手足凉、腹胀便溏等候，发热为表邪不解所致，并非里热，用射干麻黄汤加味辛温宣肺解表、和胃化痰，药后汗出发热即退，喘咳亦随之而除。不能一见肺炎即投寒凉清热之剂。曾见不少因过服寒凉之剂而转为脾肺虚寒者，咳嗽气喘、腹胀便溏，由轻转重，甚至转危，极应注意。〔张琪.张琪临床经验辑要［M］.北京：中国医药科技出版社，1998，5-6〕

张　琪：清气导痰汤加味

【组成】胆南星 10g，半夏 15g，橘红 15g，杏仁 10g，枳实 10g，瓜蒌仁 15g，鱼腥草 20g，黄芩 10g，茯苓 10g，麦冬 15g，桑白皮 15g，甘草 10g。

【功效】顺气清热消痰。

【主治】脾湿生痰，日久化热，痰热互结之证；或见于痰饮复感外邪，痰热壅肺。症见咳喘气憋，痰稠黏不易于咳出，脉滑，舌苔腻而少津。此为痰热蕴蓄上干于肺，肺失清肃所致，多见于慢性支气管炎、肺气肿感染等。

【用法】水煎服，每日 1 剂。

【经验】张老认为，脾咳属于痰饮病的范畴，其病机为脾虚失于健运，不能正常运化水液，痰饮内生，上贮于肺，正所谓“脾为生痰之源，肺为贮痰之器”。此方为二陈汤加胆南星化痰，黄芩、鱼腥草、麦冬、桑白皮清肺热，另加杏仁、枳实、瓜蒌仁利气。本方配伍合理，用之则气顺热清痰消，诸症自除。〔吴大真．国医大师临证用药精华［M］．北京：中医古籍出版社，2010，183〕

张　琪：泻白散加减

【组成】桑白皮15g，地骨皮10g，郁金10g，柴胡15g，白芍15g，瓜蒌20g，黄芩10g，降香10g，麦冬15g，甘草10g。

【功效】泻肝保肺，清热宁金。

【主治】肝咳，肝火犯肺，木火刑金证。多见于肺结核、支气管扩张或感染性疾病。以气逆呛咳、干咳少痰带血、胁痛咳引加剧、两目干赤、面色青、遇怒则加重明显、舌边赤苔燥、脉弦或弦数为主症者。

【用法】水煎服，每日1剂。

【经验】方中桑白皮清肺热，泻肺气，平喘咳；地骨皮泻肺中深伏之火，对于阴虚有热者尤宜；甘草养胃和中。诸药合用，清热而不伤阴，泻肺而不伤正，使肺气清肃，则咳喘自平。咯血不止者，加三七5～10g，研末吞服，如果伴有气逆咯血加代赭石30g。〔孙元莹，吴深涛，王幕魁．张琪教授治疗慢性咳嗽经验介绍［J］．甘肃中医，2007，20（6）：21-23〕

张　琪：小柴胡汤加味

【组成】柴胡 15g，半夏 15g，黄芩 15g，党参 15g，甘草 10g，荆芥 10g，紫苏 10g，杏仁 15g，薄荷 10g，麦冬 15g，川贝母 15g，北沙参 15g，知母 10g，生姜 10g，大枣 3 枚。

【功效】和解宣透。

【主治】咳嗽日久不愈，痰稠，口干咽干，胸闷，食纳不佳，舌尖红、苔薄白少津，X 线检查两肺常无所见者，此为外感风寒客于肺中，日久不解，化热伤阴，此时宣肺解表已不能解，清肺止咳亦难收功，乃正虚邪恋者。

【用法】水煎服，每日 1 剂。

【经验】加杏仁、薄荷、紫苏、荆芥以助其宣散之功，再用北沙参、川贝母、知母、麦冬清金润肺，宣不伤正，润不留邪，治由于外邪不解，耗伤阴液之咳嗽，多能治愈。此病亦常见病程短或新感，只有外邪袭肺，无化热伤阴证候，可不用北沙参、麦冬、党参，只宣肺祛邪即可，若兼喘可加麻黄，泻肺止喘即愈。〔张琪 . 张琪临床经验辑要［M］. 北京：中国医药科技出版社，1998，6〕

张 琪：人参清肺汤

【组成】人参15g，炙甘草10g，知母15g，阿胶10g，地骨皮15g，桑白皮10g，杏仁15g，罂粟壳10g，乌梅10g。

【功效】滋阴补肺，收敛止咳。

【主治】用于治疗肺气肿、慢性支气管炎、支气管扩张咯血、肺结核辨证属于肺气阴虚久嗽者。

【用法】水煎服，每日1剂。

【经验】肺气虚，不能宣发卫气于肌表，腠理不固，故见恶风，自汗，易于感冒；肺气虚，宗气衰少，走息道以行，呼吸功能衰退，故少气懒言，语声低微；面色淡白，倦怠乏力，舌淡苔白，脉弱或浮缓，均为肺气虚、功能衰减之象。方中人参、炙甘草补肺气之虚，知母、阿胶、地骨皮滋肺阴，桑白皮、杏仁利肺气，罂粟壳、乌梅敛肺气。方名为清肺，实际则为补肺，用于肺虚久咳喘息，效果甚佳。〔吴大真.国医大师临证用药精华［M］.北京：中医古籍出版社，2010，184〕

张　琪：宣肺利水汤

【组成】麻黄 15g，生石膏 50g，苍术 15g，杏仁 15g，生姜 15g，玉米须 50g，西瓜翠衣 50g，滑石 20g，木通 15g，红枣 3 枚，甘草 10g。

【功效】宣降肺气，利水消肿。

【主治】适用于肺失宣降、水道失调、水湿泛滥之证。临床表现为水肿，头面肿甚，咳嗽，气促，胸闷，小便不利，舌苔白腻，脉滑。

【用法】水煎服，每日 1 剂。

【经验】方中麻黄宣散肺气，生石膏解肌清热，苍术健脾燥湿，杏仁利肺气，生姜宣散发表，玉米须、西瓜翠衣、滑石、木通利水清热，助麻黄、生石膏宣发肃降、通调水道，红枣、甘草健脾气，助脾运化水湿。若肺气不宣且脾肾阳虚，见水肿、畏寒肢冷、面黄、便溏、小便不利者，宜用桂枝汤去芍药加麻黄附子细辛汤，以麻黄、细辛宣肺气，附子温肾助阳，使其开阖有度，桂枝、生姜、大枣、甘草温脾阳助运化，诸药合用，肺、脾、肾三脏同调，疗效颇佳。〔葛红颖．张琪辨治肺系疾病经验［J］．山东中医杂志，2003，22（7）：437-438〕

张 琪：清肺汤

【组成】知母15g，麦冬15g，天冬15g，川贝母15g，黄芩15g，桑白皮10g，瓜蒌20g，半夏10g，杏仁15g，橘红10g，枳壳10g，桔梗10g，生甘草10g。

【功效】清肺化痰。

【主治】肺热证，痰热壅肺，临床表现为咳嗽声高，咳痰黏稠或色黄，身热面赤，胸闷气促，口干口苦，舌红，苔腻，脉滑数。

【用法】水煎服，每日1剂。

【经验】随着抗生素广泛普及，咳嗽求治于中医者多为西医常规治疗无效的患者，久咳伤肺，反复发作，累及他脏，由轻到重，变证百出。因此，从某种意义来讲，目前中医临床所见咳嗽，多属疑难病范畴。张老认为，肺咳有虚实寒热之分，其善用本方治疗肺热证之咳嗽。〔吴大真．国医大师临证用药精华［M］．北京：中医古籍出版社，2010，181；孙元莹，吴深涛，王暴魁．张琪教授治疗慢性咳嗽经验介绍［J］．甘肃中医，2007，20（6）：21-23〕

张 琪：清金降气汤

【组成】枇杷叶15g，葶苈子20g，桑白皮15g，杏仁15g，瓜蒌仁15g，黄芩15g，麦冬15g，川贝母15g，紫菀20g，玄参15g，生地黄15g，枳壳15g，鱼腥草30g，桔梗15g，甘草10g。

【功效】清肺化痰，利气降气。

【主治】主治肺热咳嗽，气喘不得卧，身热，痰黏稠，舌红少津，脉滑数者。

【用法】水煎服，每日1剂。

【经验】葶苈子、枳壳、桑白皮、桔梗利气降气，与清肺化痰药合用，相互协同。实践证明疗效满意。〔吴大真．国医大师临证用药精华［M］．北京：中医古籍出版社，2010，181-182〕

张　琪：理饮汤

【组成】白术12g，干姜15g，桂枝6g，炙甘草6g，茯苓6g，生杭芍6g，橘红4.5g，川朴4.5g。

【功效】温肺化饮，健脾化痰。

【主治】脾咳，属于痰饮病的范畴。症见咳嗽，痰多色白易于咳出，喉中痰声辘辘，脘闷呕恶，晨起尤甚，间或纳呆或便溏腹胀，舌苔厚腻，脉缓或濡，或有轻度浮肿。

【用法】水煎服，每日1剂。

【经验】《医学衷中参西录》载此方“治因心肺阳虚，致脾湿不升，胃郁不降，饮食不能运化精微而变为饮邪，停于胃口而满闷，溢于膈上为短气，渍满肺窍为喘促，滞腻咽喉为咳吐黏涎，甚或阴霾布满上焦，心肺之阳不得舒畅，转郁而作热，或为阴气逼阳外出而为身热，迫阳气上浮为耳聋，然必诊其脉，确乎弦迟细弱者，方能投以此汤”。此方系苓桂术甘汤加味而成，张老每以其治疗肺气肿、慢性支气管炎等辨证属于痰饮范畴，而无里热者，屡用屡验。在临床辨证时应注意以下几点：①咳喘短气，胸满；②痰涎多而清稀、咳吐不爽；③头眩耳鸣，烦躁身热；④脉象弦迟细弱或浮大无力，舌苔白滑或厚腻。其中①②④为主症，③则属于假热，乃为饮邪逼阳气外出的假象，间或有之，当从舌脉辨识，不可以误认为热证而误投以寒凉之剂。此证候在肺气肿、肺心病中常见，但是却并非主症。

〔孙元莹，吴深涛，王暴魁．张琪教授治疗慢性咳嗽经验介绍［J］．甘肃中医，2007，20（6）：21-23〕

张 琪：肺燥咳嗽方

【组成】生地黄15g，玄参10g，麦冬10g，小蓟10g，白茅根15g，藕节10g，瓜蒌15g，郁金10g，苏子15g，甘草6g。

【功效】养阴润燥，凉血平肝。

【主治】适用于肺阴不足、肺络失养证。症见口干咽燥，干咳无痰，或痰少而黏，咳痰带血，颧红，盗汗，手足心热，舌红少津，脉数或细数。

【用法】水煎服，每日1剂。

【经验】方中郁金、苏子疏肝解郁，气行则血止；生地黄、玄参、麦冬滋阴润肺；瓜蒌清肺化痰；小蓟、白茅根、藕节凉血止血。若肺阴亏耗，肝郁化火，木火刑金，而见咯血、痰稠、心烦易怒、胸闷气喘、手足心热者，应以平肝肃肺、滋阴凉血为法。〔吴大真．国医大师临证用药精华［M］．北京：中医古籍出版社，2010，185〕

张 琪：泻肺汤

【组成】桑皮10g，杏仁10g，桔梗10g，大黄5g，黄芩10g，枳壳10g，薄荷10g，麦冬10g，柴胡10g，紫菀10g，甘草7g。

【功效】通腑泻肺。

【主治】小儿屡患肺炎，用抗生素控制后，不久又感冒复发，如此经常感冒咳喘，不能根除，症见手足心热、便秘、纳少、舌红苔白少津，证属胃肠积热上蒸于肺者。

【用法】水煎服，每日1剂。

【经验】通腑泻肺法用于腑气不通、肺失肃降而气逆之证。肺与大肠相表里，凡气管炎、肺气肿及肺感染之咳喘患者，大便秘结与咳喘并作，舌苔燥，脉滑实，系由大肠燥热，腑气不通，肺失肃降而不得下行，肺气上逆所致。必须用通腑泻肺法，俟大便通、实热清则咳喘止。张老用此法治疗咳喘气逆诸症属腑气不通致病者，确有佳效。〔任继学．中国名老中医经验集萃［M］．北京：北京科学技术出版社，1993，338-339〕

张灿玾：鲜梨膏方

【组成】鲜梨汁、鲜姜汁、鲜萝卜汁各适量，竹沥 50g，川贝母 50g，蜂蜜 500g。

【功效】润肺止咳平喘。

【主治】肺燥咳喘。主要特征是干咳少痰，或痰黏滞不易出，唇舌易干，舌红苔干，这在老年患者中尤为多见。

【用法】川贝母为细末。将蜂蜜煮沸，放入梨汁、姜汁、萝卜汁，煮沸后，稍炖，倒入盆内，加竹沥、川贝母末搅匀后即成。每服 2～3 匙，水和服。

【经验】冬季咳喘不已者，特别是老年人，服用此方，2～3 剂即可渡过。〔张灿玾．咳喘诊治一得［J］．中国中医药现代远程教育，2005，3（1）：7-9〕

张灿玾：清燥救肺汤加味

【组成】人参10g，枇杷叶15g，桑叶10g，杏仁10g，石膏30g，胡麻仁15g，阿胶10g，甘草6g，麦冬10g，天冬10g，知母12g，贝母6g，五味子6g。

【功效】润肺止咳。

【主治】肺燥咳嗽。症见干咳少痰，或痰黏滞不易出，唇舌易干，舌红苔干。

【用法】水煎服，每日1剂。

【经验】所加天冬、知母养阴清热，贝母润肺化痰止咳，五味子敛肺滋肾。治肺痿、肺痨之属肺燥型者，亦颇有良效。〔张灿玾．咳喘诊治一得［J］．中国中医药现代远程教育，2005，3（1）：7-9〕

张灿玾：补中益气汤加味

【组成】黄芪30g，白术12g，陈皮6g，升麻10g，柴胡12g，人参10g，当归10g，甘草6g，天冬10g，麦冬10g，五味子6g，川贝母6g。

【功效】益气健脾，止咳平喘。

【主治】肺脾气虚之咳喘。其特征为体质较弱，咳不甚，以喘为主，动则尤甚，若卧而不动，则无大痛苦，多见舌色淡，苔白滑，脉细数或虚数，甚者懒于言语。

【用法】水煎服，每日1剂。

【经验】病常涉及肺、心、脾三脏，故以补中益气汤为主方。天冬、麦冬有润肺止嗽之用，麦冬与五味子合原方中人参又成生脉散，足以壮心肺之气；加川贝母清化热痰，用之甚为有效。〔张灿玾．咳喘诊治一得［J］．中国中医药现代远程教育，2005，3（1）：7-9〕

张灿玾：麦味地黄丸加味

【组成】麦冬10g，五味子6g，熟地黄25g，山药15g，山茱萸10g，茯苓10g，泽泻10g，牡丹皮10g，天冬10g，川贝母5g。

【功效】润肺养肾，化痰止咳。

【主治】肺肾阴虚之咳喘。症见干咳无痰或少痰，体质比较瘦弱，伴有舌体瘦，质红，少苔，脉象细弱。

【用法】水煎服，每日1剂。

【经验】此证当从肺肾两虚取治。有时虽见有阴虚火旺之象，但不可过用苦寒药，宜遵王太仆所谓“壮水之主，以制阳光”之法，求其本也。张老常以六味地黄汤加天冬、麦冬、五味子、川贝母，即麦味地黄丸加天冬、川贝母。麦味地黄丸滋肾养肺，临床治疗心烦失眠、肺肾阴亏、潮热盗汗、头晕目眩、耳鸣失眠、口干咽干等症，加川贝母、天冬润肺化痰止咳之力增。〔张灿玾.咳喘诊治一得［J］.中国中医药现代远程教育，2005，3（1）：7-9〕

张镜人：参苓白术散加减

【组成】党参10g，白术10g，茯苓10g，陈皮10g，山药10g，扁豆10g，砂仁3g，薏苡仁30g，大腹皮10g，莲须3g，甘草6g，半夏10g，陈皮10g，浙贝母10g，僵蚕10g。

【功效】健脾除痰，肃肺止咳。

【主治】肺脾两虚，痰湿内盛证。症见平素易咳嗽，伴喉痒，咳痰黏稠，面色不华，胸闷，纳呆，便溏，神疲乏力，脉濡滑，舌苔腻，边呈齿痕。

【用法】水煎服，每日1剂。

【经验】脾为生痰之源，肺为储痰之器。脾虚聚湿生痰，痰生于脾而储于肺，肺虚常受痰湿内扰，清肃失令，咳嗽难已。故咳嗽之症，易治亦不易治，外邪袭肺引起的咳嗽易治而愈，内伤痰湿引起的咳嗽每多反复发作。清代林佩琴有“因痰致咳者，痰为重，主治在脾”之说，健脾培土，可杜痰源，痰少咳自减，治之以参苓白术散加减，颇切合病机，虽起效甚慢，但功不可没。〔张亚声，陈怀红，周萍.张镜人用参苓白术散的独到经验［J］.上海中医药杂志，2000，34（11）：10-11〕

周仲瑛：宣肺止嗽汤

【组成】炙麻黄、桔梗各5g，光杏仁、制半夏、前胡、大贝母各10g，佛耳草12g，生甘草3g。

【功效】宣利肺气，止咳化痰。

【主治】外感咳嗽，症见咳嗽频频，咽痒则咳，或阵发呛咳，气急，或咳声不扬，甚至咳延数周逾月，咳吐泡沫黏痰，色白或淡黄，量少或多，咽部可有急性或慢性充血，舌质淡红、苔薄白，脉浮滑。

【用法】水煎服，每日1剂，早晚分服。

【经验】本方治疗重在宣通，缘外感咳嗽乃属六淫犯肺，肺失宣降而成。宣可开肺祛邪，通能利肺降气。药味多辛，符合“肺欲辛”，肺病宜用“辛泻之”之经训。方以《太平惠民和剂局方》三拗汤为基础，原方取麻黄为君辛宣散邪，邪去则肺气自不上逆；杏仁为臣助麻黄以利肺下气止咳，复其升降之职；甘草为佐使，缓肺气之上逆。合入仲景桔梗汤，一能祛痰宣肺以止咳，二可清利咽喉。因咽喉乃肺之门户，外邪必由此假道以犯肺，故外感咳嗽常兼咽喉病变，成为久延不愈的重要原因。为此宣肺常须利咽，同时配伍前胡、大贝母清肃肺气，佛耳草止咳化痰降气。综观全方，虽主以“辛宣”，但温中有清，温而不燥，降中寓升，升降互济，诸药相配，可以各显其长，互制其短。故临证用于上呼吸道感染、急性支气管炎、慢性支气管炎急性发作等疾患，具有良好疗效。

风邪在表加苏叶10g，桑叶10g；寒痰伏肺加细辛3g；痰湿上扰加茯苓10g，橘皮6g；肺热内郁加生石膏15g（先煎），知母10g；

痰热蕴肺加桑白皮12g，冬瓜仁10g；阴津耗伤加南沙参10g，天花粉10g。〔周仲瑛，李七一，唐蜀华.宣肺止嗽汤［J］.陕西中医，1994，15（12）：547〕

周仲瑛：肺炎初期方

【组成】豆豉9g，薄荷3g，荆芥9g，桑叶9g，菊花9g，金银花9g，连翘9g，桔梗3g，牛蒡子6g。

【功效】辛凉解表，疏风透热，轻宣肺气。

【主治】肺炎初期（卫分证）。

【用法】水煎服，每日1剂。

【经验】咳嗽较甚加前胡、杏仁、大贝母、枇杷叶；痰黏加瓜蒌皮、冬瓜仁、竹茹；胸痛加郁金、枳壳；夹湿加藿香、佩兰、半夏、橘红、茯苓、薏苡仁；兼暑证加香薷饮或六一散、鸡苏散、鲜荷叶、金银花露。〔徐福宁，柏立群，霍敏．当代著名老中医秘验方单方选［M］．北京：中国中医药出版社，1993，2〕

周仲瑛：肺炎中期方

【组成】麻黄 6g，杏仁 9g，甘草 6g，石膏 30g，知母 9g，黄芩 9g，竹叶 6g，芦根 30g，鱼腥草 15g，金银花 9g。

【功效】清热泻火，泻肺化痰。

【主治】适用于治疗肺炎中期（气分证）。

【用法】水煎服，每日 1 剂。

【经验】热郁胸膈加栀子、豆豉，痰多色黄加桑白皮、冬瓜仁、薏苡仁、桃仁、瓜蒌皮、葶苈子，胸闷痛加瓜蒌、橘络、旋覆花，咯血加郁金、茅根、藕节、茜草、羊蹄根，腑实热结加大黄、芒硝，肠热下利加葛根、黄连。〔徐福宁，柏立群，霍敏．当代著名老中医秘验方单方选［M］．北京：中国中医药出版社，1993，2-3〕

周仲瑛：重症肺炎方

【组成】黄连 6g，黄芩 9g，金银花 12g，连翘 9g，牡丹皮 9g，赤芍 9g，郁金 9g，远志 6g，天竺黄 9g。

【功效】清营泄热，化痰开窍。

【主治】重症肺炎（心营证）。

【用法】水煎服，每日 1 剂。

【经验】伤津加生地黄、玄参、麦冬；热极生风加钩藤、石决明，另服羚羊角粉、紫雪丹；邪入心包，病势严重，用万氏牛黄丸、安宫牛黄丸、至宝丹。〔徐福宁，柏立群，霍敏．当代著名老中医秘验方单方选［M］．北京：中国中医药出版社，1993，3〕

周仲瑛：慢性支气管炎方

【组成】蜜炙麻黄5g，杏仁10g，桔梗3g，生甘草3g，法半夏10g，陈皮6g，浙贝母10g，前胡10g，紫菀10g，款冬花10g，佛耳草12g，泽漆12g，炙百部10g。

【功效】解表散寒，温肺化饮，止咳化痰。

【主治】陈寒伏肺，肺气不宣证。

【用法】水煎服，每日1剂。

【经验】本方是以三拗汤、桔梗汤、二陈汤化裁而成。方中三拗汤宣肺止咳；法半夏、陈皮燥湿化痰，宗二陈汤之意；紫菀、百部、款冬花理肺化痰；浙贝母、前胡清肃肺气；桔梗、甘草解毒利咽；佛耳草、泽漆清热解毒，利水。诸药配伍，温中有清，降中寓升，共奏解表散寒、温肺化饮、止咳化痰之功。〔陈凯佳.咳喘证［M］.北京：中国医药科技出版社，2013，115-118〕

周仲瑛：风温肺炎方

【组成】水炙麻黄、甘草各3g，苦杏仁、连翘、栀子、瓜蒌皮各9g，鱼腥草18g，石膏、芦根各30g。

【功效】清热宣肺化痰。

【主治】肺炎属风温（气分）证者，症见恶寒，身热，无汗。继则寒罢，身热有汗不解，入暮因热盛而见谵语，咳嗽，咳痰黏黄欠爽，夹有铁锈色，呼吸不利，稍有气急，胸痛，或见唇生疱疹，头痛身楚，大便稍溏，小溲色黄，舌质较红、苔黄腻，脉滑数。

【用法】水煎服，每日2剂。

【经验】本方乃仿麻杏石甘汤加味。服药后汗出量多热渐退，血液检查白细胞及分类趋正常后，若现痰热壅肺之候，则转用清肺化痰法。待咳轻，痰转黏白，痰血消失，胸痛缓解，仅有闷感，苔腻亦化，则续以止咳化痰和络之品调治善后。〔周仲瑛.周仲瑛临床经验辑要［M］.北京：中国医药科技出版社，1998，15〕

周仲瑛：风寒肺炎方

【组成】淡豆豉 12g，法半夏、紫苏叶、苦杏仁各 9g，炒枳壳、桔梗、陈皮、前胡、荆芥、防风各 4.5g，生姜 2 片。

【功效】疏散风寒，宣肺化痰。

【主治】肺炎证属风寒者，症见恶寒，高热，无汗，咳逆痰少，不易咳出，咳甚则引及胸部作痛，伴欲吐，咽痒，鼻塞，流清涕，头痛。全身骨节酸楚，身热不退，口唇觉干，欲饮不多，舌苔白腻，脉紧而数。

【用法】水煎服，每日 1 剂。

【经验】本方乃仿荆防达表汤加减。药后多身得畅汗，汗出热退，鼻塞流涕减轻或消失，若仍咳嗽气急，舌苔白腻，则表邪虽解，肺经痰浊不净。可去荆芥、防风、淡豆豉、紫苏叶、生姜，加薏苡仁、冬瓜子、茯苓继服。〔周仲瑛 . 周仲瑛临床经验辑要［M］. 北京：中国医药科技出版社，1998，16〕

徐景藩：鲜藕蜂蜜食疗方

【组成】鲜藕250g，蜂蜜250g；或鲜藕2份，蜂蜜1份。

【功效】清热凉血，补虚润燥。

【主治】慢性支气管炎、肺结核久病、肺气肿、支气管扩张等。

【用法】鲜藕与蜂蜜同煮，待藕煮较烂，吃藕喝汤。

【经验】饮食治疗对慢性疾患确有帮助。当痰浊不盛，又无外感夹杂之时，以本方煮食，对慢性支气管炎、肺气肿、肺结核久病、支气管扩张等患者颇有裨益。至于用量，一般视患者的食欲及大便秘结与否而定。食欲尚可，喜食甜味，大便干结者，每次鲜藕250g，蜂蜜250g，同煮后二三日吃完。若食欲欠佳，大便不干，则用鲜藕2份、蜂蜜1份的比例。肺结核患者，虽长期用抗结核药，病灶进步慢，可以百部、葎草加入同煮。慢性支气管炎、咳嗽不已，可根据病情，酌加佛耳草、麻黄（后下）、枇杷叶等药加水同煎，但凡有外感未解，寒热喉痒，或舌苔白腻，胸闷有痰湿证候者，不宜服。《本草纲目》载："藕甘平，主治热渴，散留血，生肌。"又曰："蒸食甚补五脏，实下焦。同蜜食，令人腹脏肥，不生诸虫……"又曰："蜂蜜甘平……其入药之功有五，清热也，补中也，解毒也，润燥也，止痛也。"本方清热凉血，补虚润燥，对改善久咳致喘甚良。〔徐景藩．诊余随记［J］．江苏中医药，1979（2）：41-42〕

郭子光：止咳方

【组成】罂粟壳、五味子、杏仁各15g，川贝母、甘草各10g。

【功效】清热化痰，健脾滋肾，敛肺止咳。

【主治】干咳无痰，频咳不止，影响休息者。

【用法】研末制成散剂，每次5～10g开水冲服；或加入主方同煎。

【经验】罂粟壳敛肺止咳，五味子敛肺滋肾、益气生津，杏仁止咳平喘、润肠通便，川贝母清热化痰、润肺止咳，甘草补脾益气、清热解毒、祛痰止咳、调和诸药。全方止咳功效体现在以下几方面：祛邪则清热化痰止咳（川贝母、甘草）；扶正则敛肺、润肺、益肺、滋肾、健脾、益气止咳（罂粟壳、五味子、川贝母、甘草）；且“肺与大肠相表里”，腑气通、大便畅则肺气降，肺气降则咳自止（杏仁）。〔李翔，王超，杨冬梅，等.郭子光辨治咳嗽经验［J］.辽宁中医杂志，2011，38（10）：1925-1927〕

郭子光：顿挫喘咳方

【组成】全蝎 10g（水洗、同煎），僵蚕 15g，地龙 15g，麻黄 10g，杏仁 10g，炒白果 15g，防风 15g，蝉蜕 15g，瓜蒌壳 15g，薤白 20g，法半夏 15g，甘草 10g。

【功效】化痰通络，疏风散寒，宣肺止咳。

【主治】咳喘并作、喘息型慢性支气管炎发作期、风痰之痉咳等。

【用法】水煎服，每日 1 剂。

【经验】在临床上咳嗽的同时常见或喘或哮，病机上有共同之处，上述药方对于止咳平喘有顿挫之功，因此郭老称为顿挫喘咳方。古人认定哮喘多是膈有胶固宿痰、外有非时之感而动壅滞之气所致。此类疾病多已病久入络，非虫类搜剔难除络道久留之无形宿痰瘀滞，故以全蝎、僵蚕、地龙三虫药协力祛之。方中法半夏、甘草除肺中有形之浊痰而缓咳，配以麻黄、防风、蝉蜕辛散外感非时之风寒，杏仁、炒白果、薤白降其壅滞之逆气，表里同治，标本兼施，共收顿挫之效。

郭老发现，全蝎、僵蚕、地龙三虫药似有协同之功。因有些病例只用僵蚕、地龙加大剂量，或只用全蝎，虽也有效，但不速捷，多难起顿挫效果，所以治疗喘咳重者，在使用上方时强调三虫合用，而一般喘咳则酌情使用三虫。

若浊痰郁久化热，形成痰热壅滞者，酌加黄芩、石膏、鱼腥草之类；若素有高血压、冠心病心绞痛者，去麻黄；寒痰之喘咳，则用小青龙汤合上方加减。〔李翔，王超，杨冬梅，等．郭子光辨治咳嗽经验［J］．辽宁中医杂志，2011，38（10）：1925-1927〕

郭子光：三阴固本方

【组成】蛤蚧2对（去眼珠），冬虫夏草20～40g，煅紫石英60g，紫皮胡桃60g，上等沉香30g，川贝母30g，五味子50g，山茱萸50g，枸杞子50g，白术50g，巴戟天50g，熟地黄50g，甜杏仁50g，茯苓50g，炒白果仁50g，京半夏50g，人参50g，黄芪100g，桑白皮100g，山药100g，炙甘草40g。

【功效】补肺益肾，健脾化痰。

【主治】咳喘病缓解期、间歇期，也可用于该类疾病的预防。

【用法】共研极细，炼蜜为丸，每日3次，每次服含生药8～10g的丸药。上药一料为40天量。也可在易发季节之前服2个疗程，每个疗程20天，疗程间休息3～5天。

【经验】郭老认为，咳喘之病反复发作，其病机本质为肺、脾、肾三脏交亏，肺虚则卫外不固，易自汗、易外感，肃降失权；脾虚则运化失司，为生痰之源，痰阻气道则喘，痰触肺管则咳；肾虚则纳气失司，短气不续。三脏交亏，每况愈下，水液的输布与化行受阻，最后以浊水停聚、瘀血阻滞、阳气格拒或气阴脱竭、升降息、出入废为终局。因此，咳喘急性发作时，当治标为主，即治痰、治咳、治喘，一旦缓解，就应扶正固本，三脏同治，以达到控制或减轻复发，终止或延缓其病情的发展为目标。

三阴固本方用于该类疾病缓解期、间歇期，从本图治，有“治未病之意”。这类疾病其病机本质是阳虚。阳虚甚加肉桂40g，熟附片30g。古谓“春夏养阳”，顺天时阳气焕发而养阳最有效。故可作冬病夏治之方，进行预防性治疗。〔李翔，王超，杨冬梅，等.郭子光辨治咳嗽经验［J］.辽宁中医杂志，2011，38（10）：1925-1927〕

郭子光：痰热咯血方

【组成】白及、百合、桑白皮、黄芩各15g，麦冬、生地黄、藕节各20g，鱼腥草30g，桃仁、瓜蒌壳、连翘各15g，白茅根40g。

【功效】清热化痰，凉血止血。

【主治】支气管扩张，症见咳嗽痰黄，大口咯血，或痰血交混，胸高气短，心烦口干，舌红，脉滑数。

【用法】水煎服，每日1剂。

【经验】痰触气管则咳，痰阻气管则喘，同时痰液潴留，郁久化热，又易耗气伤阴，加重咳嗽，故治咳要治痰。临床上，除干咳无痰、顿咳不止、影响休息者应以止咳为主外，凡因痰致咳，痰出咳止者，则须以治痰为主。治痰有三要：一是治痰要治因，分辨寒痰、热痰、湿痰、燥痰等进行治疗；二是治痰要治气，气顺则痰降，常用陈皮、枳壳、桔梗等；三是治痰要治瘀，久咳患者，震动肺络，易致瘀滞，血行不畅，影响津液的输布，也容易生痰，此时兼治其瘀，则顽痰易消，常用桃仁、矮地茶、虎杖等。〔刘渊．郭子光教授治咳经验［J］．河南中医，1998，18（1）：39-40〕

郭子光：舒咽止痒汤

【组成】蝉蜕 10g，防风 10g，僵蚕 10g，桔梗 10g。

【功效】清咽疏风。

【主治】风咳。

【用法】水煎服，每日 1 剂。

【经验】咽痒而干、咳嗽，责之于风燥者多，应配合玄参、青果等清润咽喉；咽痒而痛、咳嗽，责之于风热者多，应配合射干、板蓝根、虎杖等清利咽喉；咽痒向胸骨下延，提示邪气有向气管蔓延趋势，可再配以金银花、连翘、鱼腥草等；若患者频咳不止，无痰或少痰，影响休息，当以罂粟壳 10 ~ 15g 加入辨证方药。咽痒咳嗽，不宜过早使用苦寒药物，因为苦易化燥，寒致气涩，于病情不利。若咽痒而咳久治不愈，咽不红、苔润口和者，或治以寒药不愈者，多属风寒，又需干姜、细辛、五味子以温散止咳。

咳嗽一症，由外感所致者十之八九，而纯粹的内伤咳嗽则较少。新病自不待言，久病也多以内伤夹外感的形式出现，“凡有外感先治感”是郭老一贯的主张。六淫之邪皆能致咳，而常以风寒、风热、风燥为多。感证重者，以治感为主；感证微者，兼疏其邪。其中，近来称为“喉源性咳嗽”的一类，常缠绵难愈，多表现为咽痒而咳，咳则痒止，郭老曾巧喻之为“肤痒用手挠，咽痒以咳挠”，治之每有妙法。治咳须治痒，有痒多有邪。〔刘渊 . 郭子光教授治咳经验［J］. 河南中医，1998，18（1）：39-40〕

郭子光：麻黄单方

【组成】麻黄10g。

【功效】宣肺平喘。

【主治】风寒咳嗽。

【用法】水煎服，每日1剂。

【经验】宣肺平喘，首推麻黄，凡咳嗽伴胸闷、气紧，或喘，或肺上听到哮鸣音，而又无高血压，皆可随症加入，或选用麻黄剂。若血压偏高者，则不用之，而选用地龙。若肺气闭郁较甚，尚可加细辛、五味子、葶苈子等。宣肺一法，用于咳嗽伴肺气闭郁的患者可获良效；而咳嗽不伴有肺气闭郁之象的患者，则应注意保护肺气的宣发肃降功能，这样可缩短咳嗽的病程。不宜过早使用收敛止咳药物，以免妨碍肺气宣发，导致邪气恋卫入肺，久稽不去，引起久咳。临床上凡见有肺气闭郁之象者，应注意宣肺一法的运用。〔刘渊.郭子光教授治咳经验［J］.河南中医，1998，18（1）：39-40〕

郭子光：夏姜陈角药方

【组成】半夏 15g，干姜 10g，陈皮 15g。

【功效】温肺化痰止咳。

【主治】寒痰，痰色白、清稀、易咳、无腥臭者。

【用法】水煎服，每日 1 剂。

【经验】凡痰经久难消，顽固不化，可酌加海浮石、海蛤粉等消之。治痰要治气，气顺则痰降，常用陈皮、枳壳、桔梗等。久咳患者，震动肺络，易致瘀滞，血行不畅，影响津液的输布，也容易生痰，此时兼治其瘀，则顽痰易消，常用桃仁、矮地茶、虎杖等。久咳兼治络，郭老认为，津液的正常流通，有赖于肺之治节功能，咳嗽则肺气不利，易致津停为痰，血滞为瘀，久之痰瘀互结于肺络之中，而往往又成为外邪的伏藏之所，而致邪与痰瘀纠结。因已入络，非在气管，咳欲祛之，反复不能，易致咳引胸痛或胁痛，甚则频咳、痉咳。

咳引胸痛或胁痛，可用降气祛痰之品如杏仁、枇杷叶、旋覆花、冬瓜仁、薏苡仁等配合桃仁、茜草等理络止咳。而对于频咳、痉咳，则须用虫类通络之法，选全蝎、僵蚕、地龙三味，加入辨证方药，搜剔络脉，常收速捷之效。郭老指出，使用时须注意两点：一是三药有协同之功，宜同用；二是全蝎性燥，个别患者服后常有咽干口燥之感，此时可停用，或配以石膏、麦冬之类。〔刘渊．郭子光教授治咳经验［J］．河南中医，1998，18（1）：39-40〕

郭子光：治热痰自拟方

【组成】浙贝母10g，瓜蒌皮10g，天竺黄10g，竹沥10g。

【功效】清热化痰止咳。

【主治】热痰，色黄、黏稠、难咳、腥臭。

【用法】水煎服，每日1剂。

【经验】痰触气管则咳，痰阻气管则喘，同时痰液潴留，郁久化热，又易耗气伤阴，加重咳嗽，故治咳要治痰。临床上，除干咳无痰、频咳不止、影响休息者应以止咳为主外，凡因痰致咳，痰出咳止者，则须以治痰为主。本方是郭老治痰止咳的常用方剂之一，郭老指出，治痰止咳亦要分清寒痰、热痰、燥痰及湿痰，寒痰要温，热痰应清，燥痰宜润，湿痰宜化，寒散、热清、燥除、湿化、痰消则咳嗽自止。寒痰，痰色白、清稀、易咳、无腥臭；热痰，色黄、黏稠、难咳、腥臭；燥痰，痰少难咳，涩而难出，实者咳声洪亮，燥热伤肺者多；湿痰，痰稀量多，滑而易出。寒痰咳嗽，郭老常使用夏姜陈角药方（半夏、干姜、陈皮）治疗；燥痰咳嗽，郭老常使用润燥化痰方（天花粉、瓜蒌皮、沙参、麦冬等）治疗；湿痰咳嗽，郭老常使用夏苍苓角药方（半夏、苍术、茯苓）治疗。［刘渊．郭子光教授治咳经验［J］．河南中医，1998，18（1）：39-40］

郭子光：小陷胸汤加味

【组成】黄连6g，瓜蒌皮20g，法半夏15g，桔梗12g，杏仁10g，枳壳10g，浙贝母15g，金银花10g，连翘15g，鱼腥草30g，甘草6g。

【功效】疏风清热，化痰止咳。

【主治】痰热咳嗽，咳引胸痛者。

【用法】水煎服，每日1剂。

【经验】本方乃小陷胸汤加疏风散热、清热化痰、降气止咳之味而成。《医宗金鉴》载："黄连涤热，半夏导饮，瓜蒌润燥下行，合之以涤胸膈痰热，开胸膈气结，攻虽不峻，亦能突围而入，故名小陷胸汤。"合金银花、连翘疏散表热，鱼腥草清肺热，浙贝母清热化痰，桔梗止咳祛痰、宣肺、排痰，法半夏、杏仁一燥一润，降逆止咳，燥湿化痰，枳壳破气行痰，甘草止咳平喘，调和诸药。〔刘渊．郭子光教授治咳经验［J］．河南中医，1998，18（1）：39-40〕

郭子光：千金苇茎汤合小陷胸汤加减

【组成】苇茎30g，薏苡仁30g，桃仁15g，冬瓜仁15g，瓜蒌壳20g，法半夏15g，黄芩20g，桔梗12g，鱼腥草30g，白花蛇舌草30g。

【功效】清热解毒，化痰排脓。

【主治】急慢性支气管炎或肺部感染，尤其是老年人肺下部感染，甚至被疑为肺癌而用抗生素疗效不明显者。

【用法】水煎服，每日1剂。

【经验】初起体温略高兼表证者，酌加柴胡20g，防风15g；胸闷气喘者，酌加麻黄5～10g（有冠心病、高血压者，改用薤白20g代之）。〔焦亮.大国医3：国医大师百病防治良方1000例+养生十八式［M］.北京：新世界出版社，2010，30〕

郭子光：千金苇茎肺癌方

【组成】黄芪40g，瓜蒌15g，法半夏15g，黄连10g，苇茎40g，薏苡仁30g，冬瓜仁20g，桃仁15g，橘络10g。

【功效】扶正祛邪，辛苦通降，逐痰清肺。

【主治】肺癌，症见胸闷，气紧，咳嗽咳痰，乏力，面色晦滞，舌苔满布，薄白滑润，舌边尖红，脉沉细滑数。

【用法】水煎服，每日1剂。浓煎，分3～4次服。

【经验】《医宗必读》曰："积之成者，正气不足，而后邪气踞之。"肺癌发病主要是正气虚损，阴阳失调，邪毒乘虚而入，肺脏功能受损，宣降失司，气机不利，血行受阻，津液聚而成痰，痰气毒瘀胶结，日久形成肺部积块。治疗强调扶正祛邪，扶正首重脾胃。

郭老曾治刘某，男，53岁，胸闷气紧，偶咳痰，乏力，纳眠二便正常，肥胖，精神欠佳，情绪安稳，面色晦滞，舌苔满布，薄白滑润，舌边尖红，脉沉细滑数。CT示"双肺多个结节影""结合临床考虑，左肺周围性肺癌可能性大"，左下肺活检病理见"少量肺细胞癌组织"。经住院放疗，于发病2个月后就诊于中医。辨为痰湿壅滞，气道不利，有化热倾向，是为实多虚少之证。拟辛苦通降、逐痰清肺法治之。方选小陷胸汤合千金苇茎汤加味，辅以食疗及按摩。处方如上。食疗方：每日早晚用薏苡仁、大枣各20g，百合、莲子各15g，煮粥食。背部按摩法：家属以手掌紧贴患者胸背部，顺、逆时针按摩36次，以利气降痰。每半个月至20天复诊1次，遇胃脘不舒或咳痰不利等，则酌加白豆蔻、茵陈、枳壳、郁金、莱菔子、桑白皮、枇杷叶、海浮石、山楂、谷芽、白芍等一二味，基本方一直不变。经治2个多月，咳嗽、咳痰、胸闷、气粗等症状全部消除，精神、体力显著好转。治疗4个月后X线照片显示：仅见双下肺纹理增多，肺内病变基本吸收。随访9年余，未见复发。〔王耀堂，焦亮．大国医2：30位“国医大师”的养生秘术与治病绝学［M］．北京：新世界出版社，2010〕

裘沛然：金水六君煎

【组成】熟地黄45g，全当归20g，广陈皮9g，炙甘草、白茯苓、制半夏各15g。

【功效】滋养肺肾，化痰止咳。

【主治】慢性支气管炎，咳嗽，属肺肾阴亏、痰饮内盛证。

【用法】每日1剂，水煎分2次服。

【经验】慢性支气管炎患者中，老年人为数甚多。对于这类患者，如果在采用常规方药治疗而未见良效的情况下，裘老常采用景岳金水六君煎化裁，作为“法外之法”，常能收到意想不到的疗效。此方原治“肺肾虚寒，水泛为痰，或年迈阴虚，血气不足，外受风寒，咳嗽、呕恶多痰、喘急等证”，并云其有“神效”。但陈修园在《景岳新方砭》中，曾对此方中甘柔滋腻的当归、熟地黄与燥湿化痰的二陈汤配伍做过激烈抨击。裘老在长期临床躬身实践中体会到，此方对久咳久喘或老年肺肾虚弱、痰湿内盛者，颇为适宜。裘老认为，陈修园所说的“燥湿二气，若冰炭之反”，不能成为我们组方遣药的桎梏。在历代名方中类似的配伍不胜枚举，如仲景方竹叶石膏汤及麦门冬汤中，均用麦冬和半夏相伍，一以润燥，一以降逆，各尽所用；《普济方》中以苍术配合熟地黄为丸，“补虚明目，健骨和血”；《济生拔萃方》载黑地黄丸，以苍术、熟地黄加炮姜，治男妇面无血色、食少嗜卧等。以上配伍均用一润一燥，相反相成。而金水六君煎中用熟地黄、当归滋养阴血以治其本，二陈汤化饮除痰以治其标，标本兼治，寓意深刻。裘老认为，立方遣药不要囿于名义上的燥湿不同性，问题的实质是，在临床上确实存在某些慢性支气管炎患者，既有阴血亏虚的一面，又有痰湿内盛的一面，“有是症，用是药”，运用此方，确有疗效。但在临床具体应用时还应随机加减，如痰湿盛而气机停滞，见胸胁不快者，加白芥子、枳壳；大便不实者，加山药、白术；咳嗽不愈者，加细辛、前胡；兼表邪寒热者，加柴胡；肺热者，加黄芩、鱼腥草等。〔王庆其，李孝刚，邹纯朴，等．国医大师裘沛然之诊籍（三）［J］．浙江中医杂志，2011，46（3）：167-168〕

裘沛然：咳嗽经验方 1

【组成】桑白皮、制半夏、紫菀各 15g，黄芩 30g，麻黄 9g，细辛 10g，蝉蜕、僵蚕、干姜、柴胡、前胡各 12g，川贝母 6g，玉蝴蝶 4.5g，生甘草 20g。

【功效】宣肺祛风，止咳化痰。

【主治】咳嗽（支气管炎），外邪侵肺，肺失宣降。

【用法】每日 1 剂，水煎分 2 次服。

【经验】治疗本证，裘老着重采用宣、清、化之法治之。宣即宣肺，外感咳嗽初起不可骤用镇咳，尤其对咳嗽不爽、咳声不扬者，多属肺气失于宣降，故治疗时，辛散之麻黄、细辛等不可少，所谓“以辛散之”。清即清肺，外邪入里，易化为肺热，热郁酿痰，而致咳嗽，故在辛散、宣肺之基础上，酌加清肺的黄芩、桑白皮之类，此为裘老的经验用药。化即化痰，治咳先治痰，痰净则咳止，但化痰又有清化和温化之分。裘老临床用药时，往往合而用之。痰为浊阴之邪，理当温化，如选用干姜、半夏、细辛之类；但痰又为肺热产物，故宜清肺化痰，常选川贝母、瓜蒌之类。另用蝉蜕、僵蚕等祛风之品，寓意深刻。临床上见咳呛不爽、喉中难熬欲咳者，裘老常用祛风药而收奇效。现代药理研究也显示，祛风药还有抗感染、抗过敏作用，对某些“气象敏感”之人用之，疗效确凿。再者，方中生甘草一味，有化痰止咳作用，故用量可稍大。〔王庆其，李孝刚，邹纯朴，等．国医大师裘沛然之诊籍（四）［J］．浙江中医杂志，2011，46（4）：252-253〕

裘沛然：咳嗽经验方2

【组成】麻黄10g，细辛10g，生姜9g，干姜10g，牛蒡子10g，苏子9g，莱菔子9g，葶苈子9g，川朴10g，枳实10g，前胡10g，全瓜蒌30g，黄芩30g，黄连6g，党参30g，黄芪30g，麦冬15g，生地黄30g，大枣9g。

【功效】宣肺润肺，化痰降气。

【主治】咳喘，肺有伏饮痰热，肺气壅滞。

【用法】每日1剂，水煎分2次服。

【经验】裘老治疗咳喘，常用开、降、化、润之法。开，即是开宣肺气，外邪袭肺或者痰浊壅肺，肺气壅滞失于宣发，上逆而喘，不宣而咳，故宜开宣肺气，旨在开解郁滞之肺气，令呼吸顺畅，法用辛开法，药用麻黄、细辛、生姜、干姜、牛蒡子等，所谓辛以散之。降，即肃降肺气，肺司呼吸，有宣有降，宣可以祛壅滞，降可以止气逆，尤其是咳喘并作者，肃降肺气，十分重要，药用如苏子、莱菔子、葶苈子、川朴、枳实、前胡等，即苦以降之。化即化痰，古训有治咳先治痰，化痰有温化、清化之分，痰为阴邪，宜温而行之，但痰壅肺郁，易于化热，故裘老常熔清化、温化于一炉，药用全瓜蒌、黄芩、黄连、干姜、生姜等。润，肺为娇脏，不耐邪侵，邪气盘踞，或伏饮新恙，或久羁伤及肺气或肺阴，气阴两伤则咳而无力，排痰也无力，故浊邪胶固，令病情迁延不愈。故润肺之法，不离补气以养阴。肺主气，补气则从其本；肺为娇脏，养阴则和其本，故临床选用如党参、黄芪、麦冬、生地黄、大枣等。〔王庆其，李孝刚，邹纯朴，等．国医大师裘沛然之诊籍（四）[J]．浙江中医杂志，2011，46（4）：252-253〕

路志正：润降止咳方

【组成】南沙参15g，麦冬12g，桃仁、杏仁各12g，炒苏子9g，黛蛤散9g（包煎），炙百部9g，茅根、芦根各15g，炙甘草6g。

【功效】清润平降。

【主治】外感时邪咳嗽，迁延不愈，干咳少痰，或咳逆痰滞，以咳为主，或呛咳面赤，甚或胶痰闭阻气道致喘憋，阵发性加剧，痰白黏量少，舌淡红，苔薄而不厚腻，脉弦，或细，或寸脉小滑，或小数。

【用法】水煎服，每日1剂，早晚空腹服。

【经验】诸咳上逆，皆属于肺。然“肺为娇脏”，“只受得脏腑之清气，受不得脏腑之病气”。咳嗽日久，故选用清润甘淡之南沙参、麦冬、茅根、芦根（色白中空入肺），润肺金、益肺气，故为君；“五脏六腑皆令人咳，非独肺也”“诸逆冲上，皆属于火”，干咳少痰，或咳逆痰滞，或阵发呛咳，痰阻气道，致喘憋面赤，属肝（气）火夹痰上逆于肺系所致，故选黛蛤散（色青入肝）清肝火、降逆气，除痰止咳以保肺金，为臣；咳嗽日久，病机复杂，虚实兼见，但路老认为，从气、血、痰三个层次把握立法用药，临证才能思路不乱。宜苦辛平润降气，不宜选苦温及耗气走泄之品；宜清润以化痰，让痰易于排出，忌用逐饮、燥痰、豁痰等辛温燥烈之品（如葶苈子、瓜蒌、皂角等），若用之于治痰无益，而反伤肺气。“肺朝百脉”，气血相互影响，气机上逆，则气血失和，宜在方中佐以少量行瘀和血之品，通肺络以降肺气。故选用三子养亲汤之炒苏子，苦微辛平以降气化痰；止嗽散之炙百部，苦平润肺止咳，前人治疗久咳多选用；苦平辛润之桃仁、杏仁同用，既能肃降肺气止咳，又可辛润通络和血以利气机，熔降气、化痰、和血为一炉，共为佐药；另选少量甘而微温之炙甘草甘缓止咳，调和诸药。该方清润为主，苦平润降为辅，滋而不腻，凉而不寒，有补益之力而无升提之弊，不燥不烈，寓奇巧于平淡之中，气血痰标本兼顾，符合大多数咳嗽顽疾的病机特点，故收良效。路老认为，长期慢性咳嗽，以咳为主者，要从内伤着手；非器质性病变者，以调整脏腑功能为先。

久咳不止，加五味子9g；咽痒不适，加玉蝴蝶9g，或青果9g；痰滞难咳加紫菀9g；痰白量多，加清半夏12g，茯苓9g，桃仁、杏仁易为杏仁、薏苡仁各12g；肺气虚者加太子参15g；肾阴虚者加枸杞子9g，山茱萸9g，制何首乌9g，河车大造丸9g（早晚白开水送服）。治疗期间忌食咸甜滑腻辛香气燥之品。〔冷厚香．路志正治疗顽咳特色［J］．中医研究，2000，13（1）：16-17〕

颜正华：泻白散合黛蛤散加减

【组成】桑白皮 12g，地骨皮 15g，甘草 6g，黛蛤散 18g（包煎），黄芩 10g，天花粉 12g。

【功效】清肺，平肝，降火。

【主治】内伤咳嗽之肝火犯肺型，症见气逆咳嗽，面红喉干，咳引胁痛，痰中带血甚至咳血气急，舌苔薄黄少津，脉弦数。

【用法】水煎服，每日 1 剂。

【经验】泻白散清泻肺热、止咳平喘，主治肺热喘咳，皮肤蒸热，日晡尤甚，舌红苔黄，脉细数者。若肝火过旺，耗灼伤阴，出现干咳、胸胁疼痛、心烦、口苦、目赤、甚或咯血等，均属肝木化火而加剧肺金病症的变化，故于泻白散中加清肝利肺、降逆除烦之黛蛤散。黄芩清热燥湿、泻火解毒、止血，天花粉善治肺燥咳血。诸药合用，共奏清肺、平肝、降火之功。〔吴嘉瑞，张冰．颜正华教授治疗咳嗽经验介绍［J］．新中医，2009，41（9）：11-12〕

颜正华：桑菊饮加减

【组成】桑叶、菊花、连翘、桔梗、苦杏仁各10g，芦根15g，薄荷（后下）、甘草各6g。

【功效】宣肺散热。

【主治】风热咳嗽多以咳痰黄稠、口渴咽痛、身热、头痛、恶风、有汗、舌苔薄黄、脉浮数为主症者。

【用法】水煎服，每日1剂。

【经验】有痰者常加前胡、浙贝母各10g，瓜蒌皮12g；发热较重者常用银翘散加减。〔吴嘉瑞，张冰．颜正华教授治疗咳嗽病经验［J］．新中医，2009，41（9）：11-12〕

颜正华：银翘散加减

【组成】 金银花30g，连翘30g，薄荷18g，荆芥12g，芦根15g，枇杷叶10g，浙贝母10g，竹茹10g。

【功效】 疏散风热，清热化痰，养阴生津。

【主治】 风热袭肺证。临床表现既有热盛之征，又有伤津之象，如身热，咽痛，口渴，咳吐黄痰，小便短赤，大便或干，舌边尖红，苔薄黄少津，脉浮数。

【用法】 水煎服，每日1剂。

【经验】 辛凉清解与甘寒滋润并施。方中金银花、连翘、薄荷、荆芥等辛凉清解，可解散风热；芦根甘寒滋润，可养阴生津；枇杷叶、浙贝母、竹茹清化痰饮，有助清肃肺气。若痰黏难咳者，加瓜蒌皮化痰润肠通便。热客上焦而表证仍在者，用药谨避黄芩、黄连等入里之品，以免引邪入里，致生变局。颜老认为，临床所见风热咳嗽患者，大多是患病后经治疗无效而延诊中医，多有伤津存在。〔邓娟．颜正华教授临床治疗咳嗽病经验［J］．世界中西医结合杂志，2008，3（5）：249-251〕

颜正华：桑杏汤加减

【组成】桑叶、淡豆豉、苦杏仁、浙贝母、栀子各10g，沙参12g，梨皮15g。

【功效】解表清肺润燥。

【主治】燥热咳嗽，症见干咳无痰，或痰如线粉，不易咳出，鼻燥咽干，咳甚则胸痛，舌尖红、苔薄黄，脉细数。

【用法】水煎服，每日1剂。

【经验】如兼有风热表证，发热咳嗽较重者亦常用银翘散加减；如燥咳甚者，常用沙参麦冬汤施治，处方：沙参、玉竹、天花粉各12g，麦冬、扁豆、桑叶各10g，生甘草5g；痰多者加浙贝母10g，瓜蒌30g，此外，也可以选用清燥救肺汤加减，处方：生石膏20g（先煎），桑叶10g，麦冬10g，苦杏仁10g，枇杷叶10g（去毛），阿胶10g（烊化），胡麻仁15g，人参、生甘草各5g。〔吴嘉瑞，张冰．颜正华教授治疗咳嗽病经验［J］．新中医，2009，41（9）：11-12〕

颜正华：二陈加厚朴杏子汤

【组成】茯苓30g，半夏、橘红、厚朴、苦杏仁各10g，甘草6g。

【功效】健脾燥湿，化痰止咳。

【主治】内伤咳嗽之痰湿犯肺型，症见咳嗽痰多，痰白而稀，胸脘痞闷，苔白厚，脉濡滑。

【用法】水煎服，每日1剂。

【经验】如兼外感风寒，常用杏苏散；如寒热错杂，常用止嗽散加减；如痰湿化热，痰火犯肺，常用清气化痰汤，每收良效。〔吴嘉瑞，张冰.颜正华教授治疗咳嗽经验介绍［J］.新中医,2009,41(9):11-12〕

颜正华：泻白散加减

【组成】桑白皮12g，地骨皮15g，甘草6g，粳米10g。

【功效】清肺，平肝，降火。

【主治】肝火犯肺型以气逆咳嗽、面红喉干、咳引胁痛、舌苔薄黄少津、脉弦数为主症者。

【用法】水煎服，每日1剂。

【经验】如痰中带血甚至咯血气急，常去粳米加黛蛤散18g（包煎），黄芩10g，天花粉12g。〔吴嘉瑞，张冰．颜正华教授治疗咳嗽病经验［J］．新中医，2009，41（9）：11-12〕

颜正华：肺气亏虚咳嗽方

【组成】 人参 6g（亦可用党参 15g 代之），胡桃肉 30g，白术 12g，茯苓 20g，炙甘草 6g。

【功效】 补肺气，止咳喘。

【主治】 内伤咳嗽之肺气亏虚型，以久咳、气短、自汗、脉虚为主症。

【用法】 水煎服，每日 1 剂。

【经验】 本方以人参胡桃汤与四君子汤合方，人参胡桃汤主治喘促日久，肺肾两虚；四君子汤益气健脾。可酌加紫菀 12g、款冬花、百部各 10g、陈皮 6g。〔吴嘉瑞，张冰 . 颜正华教授治疗咳嗽经验介绍［J］. 新中医，2009，41（9）：11-12〕

颜正华：外感久咳方

【组成】荆芥、桔梗、甘草、橘红各6g，紫菀12g，百部、白前各10g。

【功效】宣肺疏风，止咳化痰。

【主治】外感咳嗽，缠绵不愈。

【用法】水煎服，每日1剂。

【经验】外感咳嗽，缠绵不愈者，颜老用止嗽散加减，屡见奇效。风寒外感者加紫苏叶、防风各10g；风热外感者加金银花12g、连翘10g、薄荷6g（后下）；久咳不止者加苦杏仁、浙贝母、款冬花各10g；痰多者加半夏10g、茯苓30g；肺热者加桑白皮12g、黄芩10g、鱼腥草30g（后下）；久咳气虚者，酌加党参、白术各10g；阴虚者酌加沙参12g、麦冬10g、五味子6g。〔吴嘉瑞，张冰．颜正华教授治疗咳嗽经验介绍［J］．新中医，2009，41（9）：11-12〕

颜正华：肝火犯肺咳嗽方

【组成】桑白皮 12g，地骨皮 10g，黄芩 10g，苏子 6g（打碎），杏仁 10g（打碎），化橘红 10g，大贝母 10g，紫菀 12g，竹茹 10g，黛蛤散 15g（包煎），郁金 10g，丝瓜络 10g。

【功效】泻肝，清肺，止咳。

【主治】咳嗽证属肝火犯肺，症见阵发性咳嗽气急，痰少而黏稠，痰中夹带血丝，咳时牵扯胸胁痛，伴胁胀不舒，性情急躁，口干口苦，大便秘结。舌红、苔黄，脉弦数者。

【用法】水煎服，每日 1 剂。

【经验】本方一是用桑白皮、黄芩、竹茹等泻肝清肺之品，二是兼以化痰降气。肝火犯肺炼液，痰热遂生，而痰热阻肺反碍肺失清肃。若唯予清热泄火，不予化痰降气，则咳嗽难已。故方用杏仁、苏子、紫菀、化橘红等降气化痰止咳之品。三是佐以疏肝理气活络之药。肝火乃肝郁所生，胸胁痛是气机不畅之兆，气机不畅又不利于痰的清除，故方中又用郁金、丝瓜络等疏肝理气通络之品。四是勿忘通肠腑。肺与大肠相表里，二者在生理病理上相互影响。今热结肠燥便秘，势必妨碍肺气的清肃，故又投杏仁、苏子等，以清热润肠通便。如此，肝肺两治，痰火两清，气机畅顺，诸症当愈。〔刘祖发，谢小红 . 呼吸疾病古今名家验案全析［M］. 北京：科学技术文献出版社，2007，46〕

颜正华：加减止嗽散

【组成】荆芥10g，苏叶10g，苏子10g，杏仁10g，清半夏10g，陈皮10g，茯苓15g，紫菀12g，款冬花10g，百部10g，白前10g。

【功效】宣通肃降肺气。

【主治】风寒未尽、肺失宣降之咳嗽，症见感冒寒热、头痛止，仍鼻塞，流清涕，咳嗽吐多量白痰，胸闷不适，苔白腻而薄，脉浮滑者。

【用法】水煎服，每日1剂。

【经验】颜老认为，风寒犯肺，则郁闭肺气，使肺失宣发而气滞于中，肺失肃降而气逆于上，遂见啬啬恶寒、鼻塞流涕、胸闷、咳吐稀白痰、甚或喘息、苔薄白、脉浮紧等。肺主宣发与肃降水液，肺失宣降则水液停聚而为痰饮，故风寒袭肺，多见咳吐痰饮。斯时治疗，非宣通肺气则邪气留恋不解，非肃降肺气则难复肺气主降的生理特性，故治疗宜宣肃并行。方中荆芥、苏叶轻表外邪；百部、白前、紫菀、款冬花、苏子、杏仁降气止咳，陈皮、半夏化痰蠲饮。可酌情加减。〔范欣生．呼吸系统疾病良方精讲［M］．南京：江苏科学技术出版社，2010，104〕

第3章 哮病

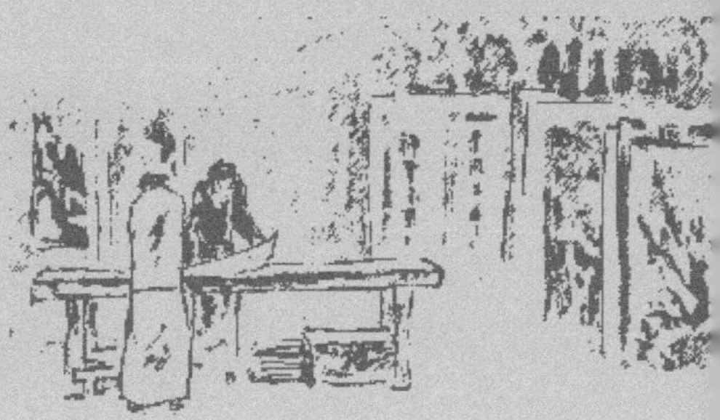

哮病是宿痰伏肺，遇诱因或感邪引触，痰阻气道，肺失肃降，痰气搏击，气道挛急，出现发作性痰鸣气喘的疾病，以喉中哮鸣有声，呼吸气促困难，甚至喘息不能平卧为临床特征。本病病位在肺，关系到脾肾，发作期主病在肺，以邪实为主；缓解期病在肺肾脾，与五脏六腑皆有关联，以正虚为主。外邪侵袭、饮食不当、体虚病后均可诱发。本病治疗，发作时邪实为主，治以攻邪，祛痰利气，寒痰者温化宣肺，热痰者清化肃肺，风痰者祛风涤痰，寒包火者温清并用，兼表证者解表，兼腑实者泻肺通腑，喘脱者扶正固脱；正虚邪实者扶正祛邪；肝气侮肺者疏利肝气。缓解期正虚为主，治以扶正固本，阳虚者温补之，阴虚者滋养之，兼补肺、健脾、益肾。现代医学支气管哮喘、喘息性支气管炎、慢性阻塞性肺气肿、肺源性心脏病、嗜酸粒细胞增多症、心源性哮喘，以及其他肺部过敏性疾病出现以哮喘为主要临床表现时可参考本章辨证论治。

本章收录了朱良春、任继学、李玉奇、李振华、李辅仁、何任、张镜人、周仲瑛、郭子光、裘沛然、颜正华、颜德馨等国医大师的

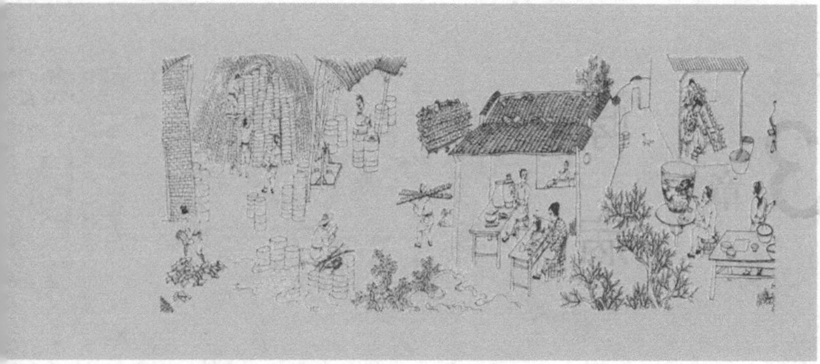

经验方59首。朱良春用鼻药外治寒哮，内服方除辨证用药外善用动物药如地龙、蛤蚧、紫河车；任继学用药独特，猪蹄甲止咳平喘，全蝎解痉，更用巴豆、大戟消坚积、逐水饮；李玉奇主宣降清补，纳气平喘；李振华认为本病为本虚标实之证，临床辨证以虚实为纲，而根治本病在于长期坚持补虚治疗；李辅仁多以仲景方、时方加减；何任用药精准，主温平并养阴，慎用细辛，恐其辛燥伤阴；张镜人急则宣散清降，化痰平喘，缓则补脾益肾，敛肺纳气；周仲瑛认为本病“在病为实，在体为虚”，治分寒、热、痰、虚；郭子光常于辨证方中加用三虫（全蝎、地龙、僵蚕）；裘沛然重补肾纳气，用药不囿常法，多取辛温与苦寒并用，发散和敛降共投；颜正华治哮以寒热为纲，主要从寒哮、热哮进行辨证论治；颜德馨擅用“中药激素”，自制代激素方治虚哮。

朱良春：哮喘鼻药方

【组成】 巴豆霜、姜汁各适量。

【功效】 温化寒痰，发散风寒。

【主治】 哮喘之属寒哮者。

【用法】 将上药拌调为丸如枣核大，用皮纸或药棉裹塞鼻内，片刻后鼻内有热灼感，而喘逆即渐平复。喘平后即可将药取出。

【经验】《灵枢》载“十二经脉，三百六十五络，其血气皆上于面，而走空窍，其宗气上出于鼻而为臭”，指出了鼻与整体的密切关系。肺开窍于鼻，经曰：“心肺有病，而鼻为之不利也。”现代医学认为，药物在鼻腔内形成局部刺激点，产生远距离传导而使相应脏器功能得到调整。此外，鼻黏膜也是药物快速吸收的途径之一。〔朱良春．朱良春医论集［M］．北京：人民卫生出版社，2009，104〕

朱良春：咳喘合剂

【组成】天竹子10g，黄荆子15g，石韦15g，佛耳草10g。

【功效】止咳，化痰，定喘。

【主治】支气管炎及痰热哮喘者。

【用法】水煎服，每日1剂。

【经验】天竹子止咳效佳，现代药理研究证实其中含有南天竹碱，有强烈的麻痹呼吸中枢作用，但过量易中毒，朱老掌握在10g左右；黄荆子长于止咳，化痰，定喘，对慢性支气管炎或哮喘之咳、喘、痰均有疗效，尤以止咳定喘为著；佛耳草乃鼠曲草之别名，善于止咳、化痰、定喘。此三药配伍，有相得益彰之功，为朱老治慢性咳嗽必用之药。石韦既可抗菌、抗感染，又有定喘之功。〔杨思澍.中国现代名医验方荟海［M］.武汉：湖北科学技术出版社，1996，181〕

朱良春：参蛤定喘散

【组成】红人参、紫河车、川贝母、麦冬、北沙参、钟乳石、炙款冬花各20g，蛤蚧1对，化橘红10g，五味子15g。

【功效】健脾补肾，纳气平喘。

【主治】慢性虚性之喘证、呛咳，如慢性支气管炎、肺气肿、心源性喘息及支气管哮喘久治不愈者。

【用法】上药研极细末。每次3g，每日2次（或装胶囊，每服6粒）。

【经验】本方为脾肾阴阳双补之剂，适用于咳喘日久，脾肾俱虚，虚多邪少之咳喘证。若有表邪，当先解表祛邪后，可继续服用。全方配伍合理，补而不腻，温而不燥，可以久服，对慢性咳喘之缓解期最为适宜。方中钟乳石温肺气，壮元阳，治虚劳喘咳，寒嗽。〔王发渭，郝爱真.疑难病症经效良方［M］.北京：金盾出版社，1995，10〕

朱良春：旋覆夏麻芍草汤

【组成】旋覆花 8g，生半夏 6～10g，生麻黄 1.5g，茯苓 6g，生姜 3 片，生白芍、甘草各 3g。

【功效】降气平喘，化痰止咳。

【主治】哮喘，风寒袭肺型。症见喘息，呼吸困难，恶寒发热，鼻流清涕，舌淡红，苔薄白，脉浮紧。

【用法】水煎服，每日 1 剂。

【经验】旋覆花降气，消痰，用于风寒咳嗽，痰饮蓄结，胸膈痞满，喘咳痰多；生半夏燥湿化痰、降逆止呕；生麻黄发汗平喘利水；茯苓健脾渗湿；生姜解表散寒、温中止呕、温肺止咳；生白芍配甘草有一定缓解支气管痉挛的作用，有人用川白芍、甘草，共为细末，每次 30g 加开水 100～150mL（或再煮沸 3～5 分钟）澄清温服，治疗支气管哮喘 35 例，结果服药 30～120 分钟后显效 8 例，有效 23 例，2 小时以上仍无效者 4 例。〔王广尧，张彦峰．独特疗法调治咳嗽哮喘［M］．长春：吉林科学技术出版社，2010，156〕

朱良春：治哮喘单方

【组成】活地龙100～200条。

【功效】清肺平喘。

【主治】治疗热喘，效果甚好。

【用法】洗净，用水煎熬，去渣，加白糖收膏，每服1小茶匙，开水冲服，每日2次。

【经验】惟脉虚者慎用或配以他药治妥。亦有人用炒熟之地龙粉口服，每日3～4次，每次3～4g，治疗支气管哮喘，虽显效较缓，但作用稳定。〔单鸿仁，程牛亮．蚯蚓在医学中的应用研究［M］．太原：山西科学教育出版社，1991，21〕

朱良春：治哮喘验方

【组成】地龙（蚯蚓）、葶苈子、天竺黄3味等量。

【功效】泻肺平喘，清热豁痰。

【主治】哮喘发作证属痰热蕴肺者。

【用法】将以上3味研成细末，放入消毒净瓶中备用。每服3g，每日3次。

【经验】本方对哮喘发作者有缓解之效。方中地龙通络、平喘、利水；葶苈子泻肺降气，祛痰平喘，利水消肿；天竺黄清热豁痰，对哮喘发作期证属痰热蕴肺者效。〔迟钝，迟昭．新编民间方［M］．北京：中国医药科技出版社，1990，24〕

朱良春：龙蠕散

【组成】 地龙150g，海螵蛸100g，天竺黄100g，紫河车100g，川贝母60g。

【功效】 舒张支气管，宽胸，化痰，平喘。

【主治】 哮喘。

【用法】 上药共研细末，每服2～3g，日服2～3次。症状改善后，每日服1次。

【经验】 对慢性支气管哮喘不能平卧者，能增强其机体功能，促使康复。对发育期前的儿童哮喘，收效甚佳。〔焦亮．大国医3：国医大师百病防治良方1000例+养生十八式［M］．北京：新世界出版社，2010，34〕

朱良春：参蛤散

【组成】蛤蚧1对，红参20g，北沙参20g，紫河车24g，麦冬12g，化橘红12g。

【功效】止咳平喘。

【主治】支气管哮喘、心源性哮喘久而不愈者。

【用法】上药共研细末，每服2～3g，日服2～3次。症状改善后，每日服1次。

【经验】若合并肺气肿、肺心病，气促、面浮肢肿，呈现肾不纳气者亦适用，有感染者除外。〔焦亮．大国医3：国医大师百病防治良方1000例+养生十八式［M］．北京：新世界出版社，2010，32〕

任继学：治哮喘验方

【组成】天竹子12g，全蝎5g，白芥子10g，檀香6g，青皮6g，川芎10g，椒目10g，乌梅10g，诃子肉6g，白果仁12g，杏仁10g，海浮石15g。

【功效】宣肺豁痰，理气解痉。

【主治】哮喘。

【用法】水煎服，每日1剂。

【经验】寒痰加仙茅、肉桂、淫羊藿，热痰加生石膏、黄芩之类治之。喘平再用紫河车、冬虫夏草、诃子肉、白果仁、海马、蛤蚧、沉香、山茱萸扶正，或用白矾、生半夏装入猪蹄甲内，纳瓦罐内煅之，加少许麝香，共为细面。每服5～10g，日2次，白开水送服，可愈。〔任继学．中国名老中医经验集萃［M］．北京：北京科学技术出版社，1993，191〕

任继学：神应截喘丹

【组成】猪蹄甲49个，生半夏适量，白矾与生半夏等量，川椒目15g，青皮10g，无毛胎狗脊粉50g，白果仁20g，真麝香0.9g。

【功效】化痰降逆，平喘。

【主治】小儿哮喘，喉间痰鸣，呼吸困难，不能平卧。

【用法】每只猪蹄甲装入生半夏、白矾各半，然后猪蹄甲口向上，放摆瓦罐内，放好后，盖上瓦罐盖，用盐泥封固，将瓦罐置炭火上，见冒青烟，立刻将瓦罐离火，放在土地上，候冷，将猪蹄甲取出，与川椒目、青皮、无毛胎狗脊粉、白果仁共为细粉，加入真麝香，用乳钵研匀，瓷瓶收藏。1岁1次2～3g，2岁1次3～4g，3岁1次5g，冲服。

【经验】本方由《圣济总录》黑金散变化而来，曰："治久咳嗽喘息：猪蹄合子四十九枚（黑者，水浸洗净），天南星一枚（大者锉），款冬花（带蕊者末）半两。上三味，用瓶子一枚，铺猪蹄合子在内，上以天南星匀盖之，合了，盐泥赤石脂固济火煅，白烟出为度，候冷取出，入款冬花末并麝香一分，龙脑少许，同研。每服一钱匕，食后煎桑根白皮汤调下。"去其天南星、款冬花、桑白皮、赤石脂、龙脑，加白矾半夏散（见《三因极一病证方论》卷十，外用治蝎蛰疼痛）、椒目、青皮、狗脊、白果，即为本方。方中猪蹄甲治咳嗽喘息；白矾内服化痰，与生半夏同用可制后者之毒；生半夏燥湿化痰，降逆；川椒目平喘，治水肿胀满，痰饮喘逆；白果仁能敛肺气、定痰喘，治哮喘痰嗽；青皮疏肝破气，消积化滞，用于胸胁胀痛；狗脊补肝肾，强腰膝，哮喘多病程较长，久病往往及肾，故宜补之；真麝香开窍、辟秽、通络、散瘀，可治痰厥，亦有人认为加入麝香可使药物起效时间缩短。全方止咳平喘，化痰理气，祛湿益肾，标本兼顾。〔南征．国医大师临床经验实录·国医大师任继学［M］．北京：中国医药科技出版社，2011，88〕

任继学：断哮散

【组成】紫河车1具（流水洗净污水，去筋膜），巴豆3粒（去皮），青皮30g（同炒，见青烟出，去巴豆留青皮），冬虫夏草50g，沉香30g，榧子20g，巴戟天25g，白果仁50g，诃子肉20g，蛤蚧尾5对，红芽大戟0.5g，白术30g（煎水炒，炒至微焦），川贝母50g，经霜天镯子30g。

【功效】补肺益肾，化痰行气。

【主治】小儿哮喘恢复期。

【用法】上药共为细粉，1岁1次1～2g，2岁1次2～3g，3岁1次4g，但视病情酌用之。

【经验】哮喘反复发作，导致肺气耗散，寒痰伤及脾肾之阳，痰热耗伤肺肾之阴，故在缓解期可出现肺、脾、肾三脏的虚损之象，治疗当以补益肺脾肾为主，兼以化痰行气。方中紫河车补肺气、益精血；冬虫夏草、蛤蚧尾补肺气、助肾阳；巴戟天补肾助阳；沉香温肾纳气，行气降逆；白术补气健脾；川贝母润肺化痰止咳；白果仁敛肺平喘；诃子肉敛肺下气止逆；巴豆“缓治为消坚磨积之剂，炒去烟令紫黑”；青皮疏肝破气，散结消滞；榧子杀虫；红芽大戟泻水逐饮，消肿散结，使水湿有去路。本方补中有泻，补而不滞，符合哮喘恢复期的治疗。〔南征，南红梅．任继学用药心得十讲［M］．北京：中国医药科技出版社，2014，239-240〕

李玉奇：宣肺降肃饮子

【组成】炙麻黄15g，桂枝5g，蜜炙马兜铃15g，白前15g，干姜5g，黄芩10g，细辛5g，炒杏仁10g，桑白皮20g，皂荚5g，茯苓20g，白术10g，白芥子10g，甘草10g。

【功效】祛风化热，实脾利湿。

【主治】季节性哮喘。

【用法】水煎服，连服多剂。

【经验】《金匮要略·痰饮咳嗽病脉证并治》中指出："有痰饮，有悬饮，有溢饮，有支饮。"哮喘可发于上述四饮，而李老认为本病发自于肺、责之于脾、究之于肾，或可在特定条件下发作。所谓特定条件，系指患者本身感受外邪，迥于寻常，例如季节气候之改变、过敏而骤然发病。多发于初春、仲夏和金秋之时，病程2个月左右，发病很有规律，形若疟疾，发病年龄多在10～30岁之间。症见四肢渐重，先咳后喘以致哮鸣，上午较轻、下午尤重，眼睑轻度浮肿，胃脘胀满，食少纳呆，小便清长，不恶寒不恶热，没有外感典型证候。脉来多洪大有力，舌质燥而少苔。哮喘特征为喘满气短，呼吸迫促抬肩，无痰少咳，喉鸣如锯声。嘶鸣音哑，谈话费力，入夜喘鸣尤甚，入睡困难，晨起一时较轻，饭后复渐重。辨证认为，外因风寒暑湿，内因素有饮疾潜伏，加诸特殊体质，联发为病。用此方随症加减，屡屡奏效。〔李玉奇.中国百年百名中医临床家丛书：李玉奇［M］.北京：中国中医药出版社，2001，36-37〕

李玉奇：宣肺一效汤

【组成】蝉蜕 20g，白僵蚕、白前、白鲜皮、薤白、白果、款冬花、甘草各 15g，白芥子、五灵脂、葶苈子各 10g。

【功效】宣肺祛邪。

【主治】过敏性哮喘。

【用法】水煎服，每日 1 剂。

【经验】过敏性哮喘以此方为主方随症加减，连服 20 剂为 1 个疗程，疗效颇佳。此类患者平素并无肺疾，通过 X 线检查也未发现结核和炎性改变，只是多发于仲夏，突然发作哮喘。发病年龄多在 30～45 岁。脑力劳动者居多，临床并不鲜见。过敏源虽不一定能查到，但接触性过敏，无可怀疑。症见喘鸣不已，少气胸满，饮食如常。健康状态较为良好，脉来多弦数有力，舌质淡少苔，体温、血压接近正常。李老之经验，按外感风寒暑热伤肺治之无效，按痰饮为疾治之亦为徒劳，查过敏源尚无所知，但以内因、不内外因从宣肺祛邪着手，治之颇验。〔沈元良．名老中医话哮喘［M］．北京：金盾出版社，2013，108-109〕

李玉奇：益气平喘煎

【组成】茯苓、天冬、枇杷叶各20g，炒杏仁、紫菀、款冬花各15g，炙紫苏子、玄参、阿胶、甘草各10g，黄芩、冬虫夏草各5g，蛤蚧1对。

【功效】滋补肾气，润肺清燥。

【主治】哮喘证属肾不纳气者。

【用法】水煎服，每日1剂。

【经验】本病多见于中老年。其人体质肥胖，脑力劳动者居多。哮喘不受四季气候影响。素来体质较弱，其人每每多见血压偏高，体态肥胖，具有烟酒嗜好，伴有痰饮病史。症见哮喘抬肩，干咳无痰，胸闷气短，胃脘胀满，食少纳呆，小便数而短。四诊所见：面垢无华，神态衰败，脉来沉细，舌质淡少苔，午后潮热，口干不渴，大便溏与秘交作，下肢轻度水肿，一派肾阴虚衰征象。治之于下滋补肾气，于上润肺清燥。〔沈元良．名老中医话哮喘［M］．北京：金盾出版社，2013，109〕

李玉奇：沙参蛤蚧哮喘方

【组成】沙参 60g，蛤蚧 2 对（去头足）。

【功效】养阴清肺，补肾纳气。

【主治】哮喘证属虚喘而兼痰热，疾病处于缓解期者。

【用法】共研细末，每次 2 ~ 3g，每天 3 次，温开水送服。

【经验】方中沙参养阴清热，蛤蚧补肾纳气平喘，二药合用，以扶正为主而兼祛邪，用于哮喘肾虚兼肺热阴虚，病情处于缓解期者，久服可显著减少哮喘发作次数。〔王垂杰 . 李玉奇学术思想及临床医案［M］. 北京：科学出版社，2014，121-122〕

李玉奇：治哮喘基本方

【组成】蛤蚧1对（去头足），沙参15g，甘草6g，山茱萸10g，枸杞子15g。

【功效】补肾纳气，温阳化痰。

【主治】久病哮喘。

【用法】水煎服，每日1剂。

【经验】蛤蚧性味咸平，功能补肺益肾、定喘止嗽，在治疗本证中贵为君药，以定喘补气建功，药用1对已足量，症状缓解，不必附加，且入药时应注意去其头足。方中沙参养阴润肺，治久劳咳喘；甘草补脾益气，润肺止咳，肺脾同治；山茱萸味酸，性微温，补肝肾，涩精气，固虚脱，温肾以健脾阳；枸杞子甘平，滋肾润肺，平补阴阳。

可酌情佐用以下药味：海浮石入肺、肾二经，清肺火，化老痰，质重而实轻，降气归原；桔梗宣肺上行，通调水道，通降有序，气顺痰无居留之所，则喘咳自清；百部化痰止咳；白芥子温化痰饮，降气平喘；蝉蜕清热宣肺止咳，既有解热厥之意，又可解痉平喘，用于过敏性支气管哮喘疗效独到。〔王垂杰.李玉奇学术思想及临床医案［M］.北京：科学出版社，2014，122〕

李振华：麻杏石甘汤加味

【组成】辽沙参30g，麻黄9g，杏仁9g，生石膏27g，苏子9g，桔梗9g，生桑白皮12g，地骨皮12g，炙紫菀9g，陈皮9g，贝母9g，甘草3g。

【功效】宣肺清热，化痰平喘。

【主治】哮喘，包括支气管哮喘、慢性支气管炎或伴有肺气肿患者。症见发作性喘促、痰鸣，发作突然，喘促胸闷，咳嗽痰鸣，甚至呼吸困难、张口抬肩、倚息不能卧等。

【用法】水煎服，每日1剂。

【经验】若口干口渴较甚，加麦冬15g，知母9g；若病久心慌心悸者，加远志9g，酸枣仁15g。方中麻黄味辛性温，宣肺平喘；生石膏辛寒，辛能散热，寒能清热，清泄肺热。李老认为生石膏用量应大于麻黄3倍以上，方可制约麻黄之温热发汗而发挥平喘之效。杏仁、炙紫菀助麻黄以宣肺止咳平喘；苏子、桔梗降逆消痰；辽沙参、生桑白皮、地骨皮养阴清肺；陈皮、贝母行气化痰，畅达气机；甘草和中。如用炙款冬花、炙远志、茯苓者，增强止咳平喘、祛湿化痰之力。痰热消除，肺气肃降，则喘促可平。〔王海军，王亮．李振华教授治疗哮喘经验［J］．中医学报，2012，27（11）：1421-1422〕

李振华：小青龙汤加减

【组成】麻黄、干姜各9g，细辛5g，五味子、杏仁、苏子、桔梗各9g，炙桑白皮12g，炙款冬花、陈皮、半夏各9g，云苓15g，甘草6g。

【功效】宣肺散寒，祛痰平喘。

【主治】哮喘，肺有寒饮，复感风寒的表里俱寒证。症见每遇寒哮喘即发，冬季发病较多，喘促胸闷，畏寒怕冷，咳嗽气逆，吐痰稀白涎沫，喉有痰鸣音。舌质淡、苔薄白，脉浮紧。

【用法】水煎服，每日1剂。

【经验】本证系肺有宿饮，风寒客表，水饮内停，肺气不宣，气机壅遏而发哮喘。本方具有温肺宣肺、散寒降逆的作用。适用于肺有寒饮，复感风寒的表里俱寒证。方中麻黄有发汗散寒、宣肺平喘行水之功，是本方之主药；小青龙汤原有桂枝，系助麻黄以解表，又能温阳化气，行水涤饮，但本证多系慢性，反复发作，肺卫气虚，本虚标实，恐麻黄、桂枝并用发汗解表力过强，汗多损阳伤阴，肺气更虚，故上方去桂枝（如肺气较壮，表寒重者，仍可用之）。干姜能温脾肺之寒，温脾通阳，则脾能散精上归于肺，温肺则能通调水道，下输膀胱，水液在体内正常运行，不致停蓄为患，则肺之顽痰宿饮即可根治，一药关乎二脏功能之恢复，故为解决脾为生痰之源、肺为贮痰之器的要药；细辛辛温而散，既可助麻黄以散寒平喘，又可控制五味子酸敛之性碍于发散表寒，二药并用，一散一收，相互制约，共达止咳平喘的作用。杏仁、苏子、桔梗、炙桑白皮、炙款冬花宣通肺气、祛痰止嗽；陈皮、半夏、云苓、甘草为二陈汤，有健脾燥湿、祛痰降逆的作用。本方温肺平喘可散表里之寒，祛邪固正以祛邪为主。故适用于风寒型支气管哮喘。如痰涎过多者，加葶苈子 15g、厚朴 9g；恶寒重、四肢欠温者，加桂枝 9g；久病体虚或肺虚自汗加黄芪 21g。〔李振华．常见病辨证治疗［M］．郑州：河南人民出版社，1979，78-79〕

李振华：苓桂术甘汤加味

【组成】白术9g，云苓15g，桂枝6g，陈皮、半夏、苏子、桔梗、厚朴、炙款冬花各9g，炙麻黄、甘草各6g。

【功效】健脾祛痰，降气平喘。

【主治】适用于痰饮内盛，感受外寒而致的痰湿哮喘。症见咳喘痰鸣，痰涎壅盛，咳吐不尽，痰白而黏，胸脘满闷，食少腹胀，口干不欲饮，或伴有恶心呕吐。舌质淡肥、苔白腻，脉滑。

【用法】水煎服，每日1剂。

【经验】本证系脾胃阳虚，水湿不运，水饮内停，上干于肺，阻塞气机，而致咳喘气逆。方中桂枝温阳化气、通阳利水，白术、云苓、甘草、厚朴培中健脾、化浊渗湿，陈皮、半夏、苏子、桔梗降逆燥湿、祛痰平喘，炙款冬花、炙麻黄通宣肺气、止嗽平喘。如痰湿化热，症见咳喘气促，吐痰不利，痰黄而稠，舌苔黄腻，脉滑数者，可参照风热证治疗。〔李振华．常见病辨证治疗［M］．郑州：河南人民出版社，1979，79-80〕

李振华：生脉散加味

【组成】黄芪30g，党参15g，麦冬12g，五味子9g，山药24g，炙远志9g，酸枣仁15g，桔梗9g，白果9g，炙甘草6g。

【功效】益气生津，祛痰平喘。

【主治】哮喘，肺气虚证。症见咳嗽喘促，动则较甚，语言气短，畏寒怕冷，常自汗出，吐痰色白，静卧时呼吸较均匀，喘时呼气困难，或伴有心慌心悸。舌质淡、苔薄白，脉弱无力。

【用法】水煎服，每日1剂。

【经验】肺主气，又主布散水津。本证由于久嗽或哮喘反复发作日久，耗伤肺气，气耗则津伤。本方以补肺气为主，兼生津液。方中黄芪、党参、山药、炙甘草大补肺气，麦冬、五味子养阴敛肺、收敛肺气，并助黄芪、党参等以达益气生津之效；炙远志、桔梗、白果祛痰止嗽平喘，炙远志配酸枣仁可安神宁志。故适用以肺气虚为主的虚喘证。如痰涎多者，可加陈皮、半夏各9g，云苓12g。〔李振华．常见病辨证治疗［M］．郑州：河南人民出版社，1979，80〕

李振华：六君子汤与理中汤加味

【组成】党参15g，白术9g，云苓15g，陈皮、半夏、干姜、厚朴各9g，炙麻黄6g，桔梗9g，炙甘草6g。

【功效】温中健脾，祛痰平喘。

【主治】哮喘，脾虚证。症见咳嗽气短，痰涎壅盛，动则呼吸喘促，食少纳呆，腹胀便溏，面色萎黄。舌质淡、体肥大、苔白腻，脉滑或濡而无力。

【用法】水煎服，每日1剂。

【经验】本证系中焦虚寒，运化失职，阴盛阳虚，痰湿贮集于肺，气机不畅，动则喘促更甚。食少腹胀便溏，均脾胃阳虚所致。方中党参、白术、云苓、陈皮、半夏、厚朴、炙甘草益气健脾、燥湿祛痰；干姜守而不走，可温脾肺之阳（温脾则水湿得运，温肺则可通调水道。水湿可以健运，则痰涎自除）；炙麻黄、桔梗宣肺平喘、止嗽祛痰；桂枝辛温散寒、通阳利湿。如症见语言无力，动则汗出，畏风怕冷，易于感冒，系脾虚及肺，肺气亦虚，上方加黄芪24g，以增强补肺气之力。如胃脘胀满甚者，上方加砂仁6g。〔李振华.常见病辨证治疗［M］.郑州：河南人民出版社，1979，80-81〕

李振华：肾气丸加味

【组成】熟地黄15g，山茱萸42g，山药24g，丹皮9g，云苓15g，泽泻9g，附子9g，肉桂6g，党参15g，五味子9g。

【功效】温肾纳气，补肺平喘。

【主治】哮喘，肾阳虚证。症见平时呼吸气短，动则发喘，吸气困难，气不得续，痰稀色白，形寒畏冷，四肢欠温，形瘦神倦，小便不利，下肢浮肿。舌质淡、苔薄白，脉沉细无力。

【用法】水煎服，每日1剂。

【经验】肾阳为人身阳气的根本，有化气行水的作用。本证即肾阳虚损，不能化气行水，水液失调，壅滞上泛而阻塞气机，发为喘促浮肿。同时肺主气，肾纳气，肺肾共司气的出纳。现肾阳不足，下元不固，肾不纳气，出纳失常，故呼吸喘促。其余形寒畏冷等症，均为阳虚所致。肾气丸为温补肾阳的代表方剂，在药物组成方面，系根据阴阳互根理论而配伍。即“阳生于阴，阴生于阳”“孤阴不生，孤阳不长”。《景岳全书》更明确指出：“善补阳者，必于阴中求阳，以阳得阴助，则生化无穷；善补阴者，必于阳中求阴，以阴得阳升，则泉源不竭。”本方即是以补阴的六味地黄丸为基础，加附子、肉桂以温补肾阳；加党参、五味子以补肺气、敛肺阴而止嗽平喘。〔李振华．常见病辨证治疗［M］．郑州：河南人民出版社，1979，81-82〕

李振华：真武汤加味

【组成】白术 9g，云苓 21g，附子 12g，肉桂 6g，泽泻 12g，葶苈子 15g，炙桑白皮 15g，石菖蒲 9g，炒酸枣仁 15g，炙甘草 6g，生姜 9g，白芍 12g。

【功效】通阳利水，安神平喘。

【主治】哮喘，脾肾阳虚、凌心犯肺证。症见小便不利，面及肢体浮肿，心悸喘促，痰涎壅盛，或喘不能卧。舌质淡肥、苔白腻，脉沉细缓无力。

【用法】水煎服，每日 1 剂。

【经验】本证系肾虚水泛所致。水饮入胃，由脾转输于肺，肺气肃降，通调水道，下输膀胱，多余之水，靠肾阳蒸动气化而排出。本证肾阳虚衰，小便不利，水为阴邪，寒凝于里，必导致脾阳亦虚，脾虚不运，久喘肺虚不能通调水道，则水饮聚而上泛，侵肺凌心，故出现上述症状。方中附子、肉桂温补肾阳，恢复肾阳化气行水；白术、云苓、泽泻、生姜、炙甘草健脾温中，与肉桂、附子相互为用，共达通阳利水之效；葶苈子、炙桑白皮泄肺行水、祛痰平喘；石菖蒲、炒酸枣仁宽胸化湿、安定心神；白芍养血抑肝、协调肝脾。诸药相辅相成，共奏通阳利水、安神平喘的作用。〔李振华．常见病辨证治疗［M］．郑州：河南人民出版社，1979，82-83〕

李振华：七味都气丸加味

【组成】熟地黄15g，山茱萸12g，山药24g，丹皮9g，云苓12g，泽泻、五味子各9g，党参15g，胡桃仁15g，炙甘草9g。

【功效】滋阴补肾，纳气平喘。

【主治】哮喘，肾阴虚证。症见除平时呼吸气短、动则发喘、吸气困难外，并见五心烦热、失眠多梦、口燥咽干，舌质红、苔薄白，脉沉细数。

【用法】水煎服，每日1剂。

【经验】本证为肾阴亏虚，阴虚阳浮，肾不纳气，以致呼吸气机失常而喘。余症均为阴虚内热之象。方中六味地黄丸滋补肾阴；五味子、胡桃仁摄纳肾气，补肾平喘；党参、炙甘草可补肺之气阴。故本方对于肾阴虚而致的哮喘有效。本病日久失治，病情发展严重时，不仅肺、脾、肾俱衰，同时亦可引起心阳衰竭。症见喘逆加剧、烦躁不安、肢冷汗出、张口抬肩、倚息不能卧等多种危症，可参照慢性肺源性心脏病治疗。〔李振华．常见病辨证治疗［M］．郑州：河南人民出版社，1979，83〕

李辅仁：射麻平喘汤

【组成】射干10g，炙麻黄3～10g，杏仁10g，生石膏30g，桑白皮15g，苏子5～10g，葶苈子10g，白芥子5g，苏梗、桔梗各10g，橘红10g，鱼腥草15g，金银花20g，炙紫菀15g，甘草3g。

【功效】散寒宣肺，降逆化痰，清肺平喘。

【主治】哮喘急性发作期。

【用法】水煎服，每日1剂。

【经验】本方由射干麻黄汤、麻杏石甘汤、三子养亲汤合葶苈大枣泻肺汤加减而成，用于哮喘急性发作期，宣散寒邪，兼清里热，降气化痰，泻肺平喘。〔史学军．李辅仁治疗呼吸系统疾病经验浅谈［J］．中国医药学报，2011，16（1）：57〕

李辅仁：小青龙汤合射干麻黄汤

【组成】麻黄 6g，白芍 15g，细辛 3g，干姜 5g，炙甘草 6g，桂枝 10g，五味子 6g，半夏 10g，射干 10g，紫菀 10g，款冬花 10g，生姜 5g，大枣 15g。

【功效】外散风寒，内蠲痰饮。

【主治】哮喘证属外寒内饮者。哮喘发作时声如拽锯，不能平卧，不论病程新久，均按实证治疗。患者每因感寒而发，或引动内饮，或本为郁热之体，与外部一拍即合，导致痰阻气逆。

【用法】水煎服，每日 1 剂。

【经验】小青龙汤中麻黄、桂枝相须为君，发汗散寒以解表邪，且麻黄又能宣发肺气而平喘咳，桂枝化气行水以利里饮之化。干姜、细辛为臣，温肺化饮，兼助麻黄、桂枝解表祛邪。然而素有痰饮，脾肺本虚，若纯用辛温发散，恐耗伤肺气，故佐以五味子敛肺止咳、白芍和营养血，二药与辛散之品相配，一散一收，既可增强止咳平喘之功，又可制约诸药辛散温燥太过之弊；半夏燥湿化痰，和胃降逆，亦为佐药。炙甘草兼为佐使之药，既可益气和中，又能调和辛散酸收之品。药虽八味，配伍严谨，散中有收，开中有合，使风寒解，水饮去，宣降复，则诸症自平。麻黄是仲景治疗肺实作喘之良药，唯因其发越阳气，体虚之人服后容易导致心慌、躁烦，可配伍应用生石膏 30g；痰多常加苏子 10g，橘红 10g；胸闷加厚朴 12g，陈皮 10g。〔殷曼丽．李辅仁教授治疗哮喘的经验［J］．中医教育，1994，5（13）：42〕

李辅仁：麻杏石甘汤

【组成】麻黄3g，杏仁10g，石膏30g，炙甘草3g。

【功效】宣泄肺热，化痰平喘。

【主治】外寒内热证，哮喘发作时声如拽锯，不能平卧，因患者每因感寒而发，或引动内饮，或本为郁热之身体，与外部一拍即合，导致痰阻气逆。

【用法】水煎服，每日1剂。

【经验】本方的特点在于用量，即麻黄、甘草均较经方剂量减半，由6g减为3g。邪热充斥内外，减麻黄之开，甘草之和，增石膏之大寒（24g增至30g）。麻黄辛甘温，宣肺解表而平喘，石膏辛甘大寒，清泄肺胃之热以生津，两药相配，既能宣肺，又能泄热。臣药杏仁苦降肺气，止咳平喘，既助石膏沉降下行，又助麻黄泄肺热。佐使，炙甘草，顾护胃气，防石膏之大寒伤胃，调和麻黄、石膏之寒温。〔殷曼丽．李辅仁教授治疗哮喘的经验［J］．中医教育，1994，5（13）：42〕

李辅仁：五子定喘汤

【组成】紫苏子、葶苈子、莱菔子、杏仁各10g，白芥子5g。

【功效】泻肺行水。

【主治】痰浊水饮停滞之哮喘。

【用法】水煎服，每日1剂。

【经验】“治喘不治痰，非其治也”。乃因肺脏所伏之痰浊水饮，是哮喘屡发屡止的潜在病因，此即《金匮要略》所说“留饮”和伏饮。痰浊水饮久居肺脏，每因感受寒邪、饮食劳倦、情志变动而诱发，搏击气道，则出现痰涎壅盛、黏稠不爽、胸膈满闷、纳差便秘、苔腻脉滑等。治疗用本方加味。本方以豁痰下气之三子养亲汤为基础，加杏仁宣肺以平喘，葶苈子泻肺以行水。兼咳嗽加前胡、白前、紫菀、款冬花，食欲差加菖蒲、藿香、佩兰，胸闷加厚朴、陈皮，便秘加全瓜蒌、麻仁。〔徐江雁，杨建宇，严雪梅，等.国家级名老中医咳喘病验案良方［M］.郑州：中原农民出版社，2010，23；殷曼丽.李辅仁教授治疗哮喘的经验［J］.中医教育，1994，5（13）：42〕

李辅仁：升陷汤

【组成】生黄芪 15g，知母 6g，升麻 6g，柴胡 6g，桔梗 6g。

【功效】补气益阴，实卫固表。

【主治】哮喘。属肺卫不固证。

【用法】水煎服，每日 1 剂。

【经验】哮喘缓解后多属虚证，哮喘日久，必然由肺累及脾肾，故治宜培补脾肾，固本定喘；如肺卫不固，腠理不密，屡易外感，动辄气喘者，则宜实卫固表，气阴两补；脾不健运，痰湿内生，纳差便溏者，用香砂六君子汤或参苓白术散以健脾化痰，培土生金；肾失摄纳，呼多吸少，肢冷浮肿者，用知柏地黄汤加补骨脂 10g、菟丝子 15g 以补肾纳气定喘。〔殷曼丽．李辅仁教授治疗哮喘的经验［J］．中医教育，1994，5（13）：42〕

何　任：小青龙汤加减

【组成】川桂枝6g，地龙6g，北沙参9g，五味子6g，麦冬12g，橘红4.5g，炙麻黄4.5g，姜半夏9g，杏仁9g，旋覆花9g，川贝母3g（研吞）。

【功效】温平养阴。

【主治】哮喘。

【用法】水煎服，每日1剂。

【经验】方中不用细辛，恐其辛燥劫肺，使气阴更伤，这是医者防微杜渐的精神所到处。由此而加入沙参、麦冬、川贝母之清养肺气，旋覆花、杏仁、橘红之肃肺化痰，又是对小青龙汤一加一减的适用部分。地龙平喘有显效，有扩张支气管的作用。另配雪梨膏240g以清润肺气，更适于体虚病实的支气管哮喘患者。〔何任．跟名师学临床系列丛书·何任［M］．北京：中国医药科技出版社，2010，414-415〕

张镜人：定喘汤加减

【组成】麻黄5g，杏仁9g（去皮尖），苏子9g，桑皮15g，款冬花9g，半夏9g，黄芩9g，甘草3g。

【功效】清热化痰，降气平喘。

【主治】热痰交阻，肺失宣肃证。症见发热有汗，头痛，呼吸急促，喉间带哮鸣音，胸高气粗，张口抬肩，不能平卧，咳嗽阵作，痰黏色黄，不易咳出，面赤烦闷，口渴喜饮，舌质红。

【用法】水煎服，每日1剂，分上下午温服。

【经验】喘剧加大地龙9g，葶苈子9g（包煎）；咳甚加象贝母9g，前胡9g；痰多加鱼腥草30g，冬瓜仁30g；如痰热壅盛阻塞气道，喘息急促者，另用猴枣散，每日2次，每次0.3g，温开水送服。治疗哮喘，在进服汤药的同时，还可以配合针灸疗法及白芥子涂法，效果会更佳。〔王耀堂，焦亮．大国医：30位国宝级“国医大师”的养生绝活［M］．北京：新世界出版社，2009，130〕

张镜人：小青龙汤加减

【组成】麻黄5g，桂枝5g，细辛3g，紫苏子9g，苦杏仁（去皮尖）9g，紫菀9g，半夏9g，甘草3g。

【功效】宣肺散寒，豁痰平喘。

【主治】支气管哮喘，老年慢性支气管炎。症见初起恶寒发热，无汗，头痛，鼻痒，时流清涕，咳嗽气急，继则胸膈满闷，喘促加剧，喉中哮鸣有声，咳吐稀痰，不得平卧，俯伏方舒，面色苍白或青灰，背冷，舌质淡、苔白滑，脉浮紧。

【用法】每日1剂，水煎分上、下午2次温服。

【经验】方中麻黄、桂枝、细辛宣肺平喘，紫苏子、杏仁、紫菀止咳降逆，半夏化痰，甘草和中。临床上痰多稀薄色白者，加干姜3g；咳喘有汗者，加五味子3g；喉间痰鸣如水鸡声者，加射干5g。〔王松坡.国医大师张镜人［M］.北京：中国医药科技出版社，2011，228〕

张镜人：金匮肾气丸加减

【组成】附子9g，肉桂5g，熟地黄9g，怀山药9g，山茱萸9g，枸杞子9g，胡桃肉9g，补骨脂9g，白术9g，香扁豆9g，杏仁9g，五味子5g。

【功效】益气敛肺，补肾摄纳。

【主治】支气管哮喘缓解期，辨证属肺肾俱亏者。症见头晕耳鸣，形寒气怯，咳嗽痰多，动则喘息，腰酸膝软，舌质淡，苔薄，脉象沉细。

【用法】每日1剂，水煎2次，分上下午温服。

【经验】气逆加旋覆花9g（包煎），海浮石15g；体虚气怯，喘咳不已，另用生晒人参、蛤蚧（去头足）等份，研成粉末，每日2次，每次3g，温开水送服。上方为肾气丸、七味都气丸加减，去三泻，加补肾纳气之胡桃肉、补骨脂，养肝肾之枸杞子，健脾祛湿之白术、香扁豆，润肺止咳之杏仁。〔焦亮．大国医3：国医大师百病防治良方1000例＋养生十八式［M］．北京：新世界出版社，2010，33〕

张镜人：玉屏风散合六君子汤加减

【组成】党参9g，白术9g，黄芪9g，防风9g，半夏9g，陈皮9g，杏仁9g，百部9g，桂枝6g，芍药9g，神曲9g，谷芽12g。

【功效】养肺固卫，健脾运中。

【主治】哮喘，肺脾两虚证。症见面色㿠白，恶风自汗，咳嗽气短，痰涎清稀，食少，便溏，浮肿，易感外邪，引发哮喘，舌质淡、边有齿痕、苔白，脉濡弱。

【用法】每日1剂，水煎分上、下午2次温服。

【经验】本证常因禀赋不足，脾弱无以养肺所致。方中党参、白术健脾养肺，黄芪、防风固表止汗，半夏、陈皮化湿祛痰，杏仁、百部治咳平喘，桂枝、芍药调营卫，神曲、谷芽和胃肠。浮肿加茯苓皮15g，便溏加建莲肉9g。〔张镜人．中华名中医治病囊秘·张镜人卷［M］．上海：文汇出版社，1998，41〕

周仲瑛：寒哮方

【组成】蜜炙麻黄6g，桂枝6g，细辛3g，淡干姜3g，法半夏10g，白前10g，杏仁10g，橘皮6g，紫菀10g，款冬花10g，紫苏子10g，炙甘草3g。

【功效】温肺散寒，化痰平喘。

【主治】寒哮。症见形寒怕冷，喘哮气逆，呼吸气促。

【用法】水煎服，每日1剂。

【经验】据临床观察，寒哮多为气候过敏，因寒冷刺激而发病，故在气候突变，由热转冷，深秋、寒冬之时易作，有明显的季节性和一定的地域性。方中麻黄、杏仁宣肺化痰，降气平喘，二药合用，可增强平喘之功；干姜、细辛、半夏温肺蠲饮降逆；紫苏子降气平喘；紫菀、款冬花、白前温肺化痰，利气平喘；炙甘草温肺而调诸药。周老此寒哮方，含小青龙汤、苏子降气汤精义，可资借鉴。〔周仲瑛．跟名师学临床系列丛书·周仲瑛［M］．北京：中国医药科技出版社，2010，324-328〕

周仲瑛：热哮方

【组成】蜜炙麻黄6g，炒黄芩10g，知母10g，桑白皮10g，杏仁10g，法半夏10g，海浮石10g，芦根20g，射干6g，广地龙10g，金荞麦根15g，南沙参10g。

【功效】清热宣肺，化痰平喘。

【主治】热哮之痰热壅肺、肺失清肃证。

【用法】水煎服，每日1剂。

【经验】据临床观察，热哮多与内源性体内感染病灶所致的过敏反应有关，甚或可表现为典型的夏季哮喘。方中麻黄、杏仁宣肺平喘，配射干、黄芩、桑白皮清热肃肺；知母清热化痰滋阴；伍海浮石、金荞麦根等加强清化之力；地龙清肺平喘；南沙参清肺火而益肺阴；芦根养阴生津；法半夏燥湿化痰。全方宣肺平喘、清热化痰，兼以养阴、燥湿、通络。〔周仲瑛．跟名师学临床系列丛书·周仲瑛［M］．北京：中国医药科技出版社，2010，324-328〕

周仲瑛：痰哮方

【组成】蜜炙麻黄6g，射干6g，法半夏10g，炒紫苏子10g，炒白芥子6g，葶苈子10g，炙紫菀10g，炙款冬花10g，炙僵蚕10g，炙白前10g，茯苓10g。

【功效】涤痰利肺，降气平喘。

【主治】痰哮。

【用法】水煎服，每日1剂。

【经验】据临床观察，痰哮似属饮食过敏，因鸡蛋、鱼、虾等海膻发物成为过敏源，或因吸入花粉、烟尘、异味气体等致敏物。本方是周老治疗痰哮的常用方，方中麻黄、射干宣肺平喘，豁痰利气；白芥子、紫苏子、葶苈子降气豁痰，泻肺平喘；白前利肺降气平喘，豁痰利气；紫菀、款冬花温肺化痰，降气平喘；半夏、茯苓燥湿化痰；伍僵蚕加强化痰平喘之功。〔周仲瑛.跟名师学临床系列丛书·周仲瑛［M］.北京：中国医药科技出版社，2010，324-328〕

周仲瑛：虚哮方

【组成】南沙参、北沙参各10g，当归10g，生地黄12g，知母10g，天花粉10g，炙桑白皮10g，竹沥半夏10g，炒紫苏子10g，炙僵蚕10g，诃子肉3g，沉香3g（后下），坎炁2条。另：海蜇（漂）50g、荸荠7只同煮，代水煎药。

【功效】补肾纳气，清肺化痰。

【主治】虚哮。

【用法】水煎服，每日1剂。

【经验】据临床观察，虚哮常因禀赋不强，体质虚弱，表现为过敏体质，若反复发病，又每易加重其过敏反应性。方中南沙参、北沙参、天花粉清养肺阴，生地黄、当归、坎炁、沉香滋养肾元，纳气归窟，复以知母、紫苏子、竹沥半夏、桑白皮、僵蚕清肺化痰，加诃子肉收敛耗散之气，补敛相济且仿王孟英雪羹汤意，用海蜇、荸荠清化痰热，甘寒生津，扶正祛邪。诸药合参，肺得清宁，肾得蛰藏，痰消气降而哮喘告平。〔周仲瑛．跟名师学临床系列丛书·周仲瑛［M］．北京：中国医药科技出版社，2010，324-328〕

周仲瑛：温肺化痰平喘汤

【组成】蜜炙麻黄6g，射干6g，法半夏10g，炒紫苏子10g，炒白芥子6g，葶苈子10g，炙紫菀10g，炙款冬花10g，广地龙10g，炙僵蚕10g，细辛3g，炙白前10g，茯苓10g。

【功效】温肺散寒，化痰平喘。

【主治】慢性喘息型支气管炎，属寒哮者。症见咳嗽，痰多，呼吸急促，喉中喘息痰鸣有声，不能平卧，心慌，胸闷，气塞，夜间较重，纳差，舌苔白滑，脉滑。

【用法】水煎服，每日1剂，早、晚各服1次。

【经验】方中麻黄、射干宣肺平喘，豁痰利咽；细辛、半夏温肺蠲饮，降逆化痰；紫菀、款冬花、葶苈子泻肺平喘，化痰止咳；白芥子、紫苏子、白前化痰利气；地龙、僵蚕通经活络以助祛痰；茯苓健脾祛湿以杜生痰之源。诸药合用，共奏温肺散寒、化痰平喘之功。哮喘的病理因素以痰为主，如朱丹溪说“哮喘专主于痰”。患者多原有慢性咳嗽、哮喘病史，因受寒诱发，咳嗽、哮喘持续半年之久，咳逆痰黏，呼吸急促，喉中痰鸣有声，喘憋，胸闷如塞，面色不华，形寒怕冷，受寒加重。证属痰浊壅肺、寒饮内伏之候，故治以温肺散寒、化痰平喘得效。寒饮得化，则哮喘自平。〔隋殿军．国家级名医秘验方［M］．长春：吉林科学技术出版社，2008，54〕

周仲瑛：平喘固本汤（哮证）

【组成】党参15g，五味子6g，山茱萸10g，胡桃肉10g，坎炁2条，紫石英20g，沉香3g（后下），紫苏子10g，紫菀10g，款冬花10g，法半夏10g，橘红10g，诃子6g。

【功效】补肺益肾，化痰泻浊。

【主治】肺肾两虚、痰浊阻滞证，虚哮。

【用法】上药先煎紫石英、坎炁20分钟，再入其他药于沙锅内，浸泡20分钟后再行煎煮。煮沸后改用小火煎煮25分钟，再入沉香煮5分钟，滤出药液温服。每日1剂，早晚各1次，饭前2小时服用。

【经验】周老十分重视中医整体观在辨证治疗中的作用。提出了“重视脏腑相关的整体治疗”原则，指出痰哮重在治脾以杜痰源，虚哮主在治肾以清痰本；发作期邪实者以治肺为要，缓解期正虚者则当调补脾肾，且尤应以补肾为要着。本方在临床上主要适用于久病年老体弱，反复频繁发作，甚则常有持续性哮喘者。方中党参、山茱萸、坎炁（脐带的别称）、胡桃肉补益肺肾，固本培元，共为君药。臣以五味子、诃子收敛已耗之肺气，紫石英、沉香降逆纳气平喘，与君药相合，共收固本平喘之功。佐以紫苏子、紫菀、款冬花、法半夏、橘红化痰降逆，止咳平喘。诸药相伍，肺肾同补，敛降相合，扶正祛邪，标本兼顾，共收补肺益肾、降气化痰平喘之功。

若以本虚为主，气虚，言语无力，自汗，畏风，配黄芪、炙甘草；肺阴虚，呛咳，气促，痰黏量少，口咽干燥，舌质红，脉细数，酌加沙参、麦冬、玉竹、川贝母；肾阴虚，喘息气逆，咳痰黏，有泡沫，颧红，烦热，配熟地黄、当归、冬虫夏草；阳虚，咳痰清稀，气不得续，面色苍白，形寒肢冷，舌苔淡白，脉沉细，酌加附子、肉桂、补骨脂、钟乳石；若痰浊壅肺，痰多气涌，咳逆不得卧，舌苔腻，脉数，可配合葶苈子、白芥子；阳虚饮作，水邪泛滥，肢体浮肿，尿少，可配桂枝、白术、茯苓，或黄芪、防己、葶苈子、万年青根；心阳不振，心血瘀阻，面、唇、爪甲、舌质青紫，可配丹参、桃仁、红花；痰饮蒙蔽心神，昏昧嗜睡，烦躁不安，可酌加胆南星、天竺黄、广郁金、炙远志、石菖蒲。〔周奎龙，史锁芳.周仲瑛教授自拟平喘固本汤治哮经验［J］.中国中医急症，2012，21（11）：1755〕

周仲瑛：金水六君煎合金匮肾气丸

【组成】当归12g，熟地黄10g，陈皮10g，半夏12g，茯苓15g，炙甘草3g，生地黄10g，山药15g，酒炙山茱萸15g，茯苓15g，牡丹皮10g，泽泻15g，桂枝6g，制附子6g，牛膝15g，车前子15g。

【功效】调补脾肾。

【主治】哮病属脾肾两虚证者。

【用法】水煎服，每日1剂。

【经验】哮病的治疗，痰哮重在治脾以杜痰源，虚哮重在治肾以清痰本。发作期邪实者以治肺为要，缓解期以正虚为主者，则当调补脾肾，且尤应以补肾为要着。因肾为先天之本，五脏之根，精气充足则根本得固，可以减轻、减少直至控制其发作。金匮肾气丸，以附子、桂枝为主药，各取少量，取“少火生气”之意，意在微微补火以鼓舞亏虚的肾中阳气，补命门之火，引火归原；再辅以生地黄等六味药物滋补肾阴，促生阴液。如此配伍组方是本着阴阳互根的原理，阴阳并补，使得“阳得阴助，而生化无穷”，补阳效果更稳固、更持久。为进一步治疗肾阳虚水肿，本方还配伍了牛膝、车前子以清热利尿、渗湿通淋、引血下行，治疗水肿胀满、小便不利、腰膝酸软等肾阳虚水肿症状。药物精当配伍，使其具有温补下元、壮肾益阳、化气利水、消肿止渴、引火归原的功效。金水六君煎出自张景岳的《景岳全书》，本方由二陈汤去乌梅再加熟地黄、当归而成。其治咳治喘，从脾、肾二经入手，方内二陈汤之设，在于理脾，燥湿化痰；当归、熟地黄之用，在于理肾，补益真元。二陈汤主祛实，清秽浊；当归、熟地黄主补虚，安和五脏，即所谓“上病当实下焦”之意。〔周仲瑛.哮喘杂谈［J］.江苏中医，2000，21（8）：1-3〕

周仲瑛：厚朴三物汤加味

【组成】厚朴24g，大黄12g，全瓜蒌20g，芒硝3g（冲兑），枳实9g。

【功效】泻肺通腑，化痰泻浊。

【主治】痰热壅肺或痰浊阻肺，肺气不降，则腑气不通，或因厚味积热，腑实热结，上干于肺，肺失肃降，而见喘逆胸满、腹胀、便秘、舌苔黄燥、脉滑实者。

【用法】水煎服，每日1剂。

【经验】方中厚朴行气消满；大黄、枳实泄热导滞。三药相合，使气滞通畅，实积消除，腑气得以通畅，则诸症自解。〔周仲瑛．哮喘杂谈［J］．江苏中医，2000，21（8）：1-3〕

周仲瑛：紫金丹

【组成】信砒3g，豆豉30g，或加枯矾9g。

【功效】祛痰定喘。

【主治】冷哮寒实证，喘哮倍剧者。

【用法】共捣为丸，如米粒大，每服5～10丸（不超过150mg），临卧冷茶下，忌酒，连服5～7天，密切观察有无反应，如需续服，宜停药数日后再用。

【经验】方中信砒辛酸大热，逐寒祛痰；豆豉善能宣通胸中郁气，兼能解信砒之毒。二药合力，祛寒痰，平喘急。但信砒为大毒之品，不宜多服、久服。有肝肾疾病、出血者及孕妇均禁用。〔周仲瑛．哮喘杂谈［J］．江苏中医，2000，21（8）：1-3〕

周仲瑛：玉涎丹

【组成】蜒蚰20条，大贝母9g。

【功效】清热化痰。

【主治】热哮。

【用法】共捣为丸，每服1.5g，每日2次。

【经验】玉涎丹原本是一个民间单方，江南部分地区居民常用以治疗支气管哮喘。在历代医家方书里，并没有详细的记载。仅《黎阳王氏秘方》记载："治哮喘方：蛞蝓10条（即无壳的蜒蚰10条），象贝9g，共捣为丸，每服1.5g，早夜各1次。"周老倍其蛞蝓剂量，用20条，将本方适用范围定为"热性哮喘"。方中蛞蝓味咸、性寒、无毒，功擅清热祛风、消肿解毒。《本草汇言》云："善治一切风热火燥为害，一切风热火痰为病。"浙贝母味苦性寒，然含有辛散之气，故能除热、泻降、散结，疗痰嗽，止咳喘。

据本草学的记载及近现代学者对蛞蝓和贝母药理作用的研究，蛞蝓可治贼风㖞僻、惊痫、挛缩、惊风、颜面痉挛等症，贝母可治咳逆上气，其所含的贝母碱的主要作用类似阿托品，故玉涎丹治疗支气管哮喘的作用机制，可能与抑制中枢神经，解除支气管痉挛、减少支气管黏膜分泌和水肿等有关。〔周仲瑛．哮喘杂谈［J］．江苏中医，2000，21（8）：1-3〕

周仲瑛：姜茶散

【组成】僵蚕5条，姜汁、细茶适量。

【功效】祛风化痰。

【主治】风痰哮。

【用法】僵蚕浸姜汁，晒干，瓦上焙脆，和入细茶适量，共研末，开水送服。

【经验】僵蚕祛风解痉，化痰散结，姜、茶散风寒。〔周仲瑛.哮喘杂谈［J］.江苏中医，2000，21（8）：1-3〕

周仲瑛：皂角白芥子方

【组成】皂角15g，白芥子30g。

【功效】祛痰利肺。

【主治】痰浊壅盛、喘哮气逆之证。

【用法】皂角煎水，浸白芥子，12小时后焙干，每服1～1.5g，每日3次。

【经验】《金匮要略》有云“治咳逆上气、时时吐浊，但坐不眠，皂角丸主之”，“皂角（刮去皮，用酥炙）八两、末之，蜜丸梧子大，以枣膏和汤服三丸，日三、夜一服”。皂角辛、温，有小毒，开窍，小剂量化痰，大剂量催吐。催吐也是一种治哮手段，掌握得好，效果好。以枣汤和服乃取其化痰，不欲其催吐，顾护其胃也。方中白芥子味辛辣，温肺豁痰利气，用于寒痰喘咳。二药合用，宜于痰喘哮证偏寒者。体虚，有肺心病、肺气肿等患者慎用本方，有老痰者可加用。〔张家骏．哮喘防治策略［M］．上海：上海中医药大学出版社，2003，213；周仲瑛．哮喘杂谈［J］．江苏中医，2000，21（8）：1-3〕

周仲瑛：蜂房方

【组成】露蜂房30g，醋90g。

【功效】祛风解痉，通络散结。

【主治】风哮。

【用法】水煎，1日3次分服。

【经验】露蜂房祛风，攻毒，杀虫，止痛，一般用于癌症、龋齿牙痛、疮疡肿毒、乳痈、瘰疬、皮肤顽癣、鹅掌风，不常用于哮喘，故本方颇具特色。药理实验表明，露蜂房具有抗感染、抗病原微生物、增强免疫功能等作用。有人用自拟蜂龙汤（露蜂房、桔梗、诃子各6g，地龙、百部、白果各10g，苏子12g，天竺黄3g）水煎分2～3次服，治疗小儿支气管哮喘。并举验案：患者刘某，男，8岁，哮喘反复发作，咳喘不止。喉中痰鸣，呼吸困难，剧时喘憋，整夜不能入睡。服药3剂，咳轻，喘轻，精神转佳，继服原方7剂愈。〔周仲瑛．哮喘杂谈［J］．江苏中医，2000，21（8）：1-3；梅全喜．现代中药药理与临床应用手册［M］．北京：中国中医药出版社，2008，936；蔡其武，蔡荟梅．银杏健康疗法——古今良方精选（2版）［M］．合肥：安徽科学技术出版社，2010，400〕

周仲瑛：定喘汤加减

【组成】麻黄5g，杏仁10g，桑白皮10g，黄芩10g，半夏10g，苏子10g，紫苏叶10g，知母10g，竹沥10g，僵蚕10g，地龙10g，蝉蜕3g，射干6g，陈皮6g。

【功效】祛风化痰，清热平喘。

【主治】热哮，风痰夹热，阻塞肺气，肺失清肃。症见气粗息涌，痰鸣如吼，胸高胁胀，咳痰黏稠，烦躁汗出，口渴喜饮，苔黄微腻，脉细弦滑。

【用法】水煎服，每日1剂。

【经验】本方由《扶寿精方》定喘汤去白果、款冬花、甘草，加知母、竹沥、僵蚕、地龙、蝉蜕、射干、陈皮而成。方中麻黄宣肺平喘，杏仁、苏子、紫苏叶、半夏、陈皮降气化痰，桑白皮、黄芩、竹沥、射干清泄肺热，僵蚕、地龙、蝉蜕祛风通络化痰，知母清热生津。诸药合而用之，共奏宣肺平喘、化痰泄热之功。〔吴敏．周仲瑛辨治哮喘经验［J］．南京中医药大学学报，1995，11（6）：21-22〕

周仲瑛：麻苍苏防汤

【组成】麻黄10g，苏叶6g，防风10g，苍耳草10g。

【功效】温散伏寒，宣通肺气。

【主治】风痰哮。

【用法】水煎服，每日1剂。

【经验】选用麻黄、苏叶、防风、苍耳草等祛风解痉之品，通过祛风，可使风邪外达，肺气得以宣发，清肃之令得行，气道通利，则哮喘缓解。中医之祛风药，大多寓有抗变态反应作用，虫类祛风药如僵蚕、蝉蜕、地龙、露蜂房等擅长祛风解痉、入络搜邪，亦为周老习用治哮之药，常配合应用。〔周仲瑛.哮喘杂谈［J］.江苏中医，2000，21（8）：1-3〕

郭子光：三虫定喘汤

【组成】全蝎8g（水洗去盐，与药同煎），地龙15g，僵蚕15g，半夏15g，天竺黄10g（冲服），茯苓15g，甘草5g，厚朴15g，杏仁15g，前胡20g。

【功效】祛风解痉，降气豁痰。

【主治】风痰阻闭，气机失调，夹痰为患，上壅气道，痉咳气逆。

【用法】水煎服，每日1剂，分3次服。

【经验】郭老治哮喘痉咳用顿挫法。哮喘和痉咳都存在肺失宣降、痰滞气逆的病机，临床表现都很突出。郭老指出，祛风解痉大有利于降气祛痰。而降胸中气逆则厚朴优于陈皮，故方中二陈汤以厚朴易陈皮，加入善祛风化痰之天竺黄，降气缓咳之杏仁、前胡，以增进其作用强度，而收一举制胜之效。郭老用本法治疗了大量患者，每收桴鼓之效。一般均能顿挫喘咳，尤其是气喘与痉咳。〔郭子光．顿挫喘咳32例的经验［J］．实用中医内科杂志，1989，3（1）：7-8〕

郭子光：三拗三虫汤

【组成】麻黄10g，杏仁10g，甘草10g，干姜10g，半夏15g，厚朴15g，白果（炒）15g，全蝎8g（水洗去盐，与药同煎），地龙15g，僵蚕15g。

【功效】祛风解痉，温化寒痰，宣肺降气。

【主治】过敏性哮喘，寒痰阻滞、肺失宣降证。

【用法】每日1剂，水煎分4次服，白天服2次，晚间服2次。

【经验】本方用三拗汤宣肺，干姜、半夏温化寒痰，加白果、厚朴平喘降气，若是一般轻证喘咳已能见效，但如久病入络、喘势剧猛者，临床证明如此方药殊难顿挫，而加入全蝎、地龙、僵蚕确能立竿见影，顿挫喘势。郭老言，在临床上如遇痰多稀白，心悸气短，喘咳胸紧，背微恶寒者，常以小青龙汤原方加入上述三虫药，每收满意效果。〔郭子光.顿挫喘咳32例的经验［J］.实用中医内科杂志，1989，3（1）：7-8〕

郭子光：参蛤散加味

【组成】蛤蚧2对（去头足），人参15g，山药60g，甜杏仁24g（上等），沉香12g（上等），肉桂12g，京半夏30g，黄芪60g，紫皮胡桃60g，炒白果30g，桑白皮30g，甘草15g。

【功效】补益肺脾，豁痰降气。

【主治】支气管哮喘，肺脾气虚、痰气搏结证。

【用法】上药共研细面为一料药，密装备用，每次4～6g，每日3次，白开水送下。

【经验】通过临床实践体会到，参蛤散加味似有改变人体反应性，改善垂体-肾上腺皮质系统兴奋性，以协助激素撤停的功效。在配合西药的治疗过程中，逐渐撤去激素和止喘药物，开始时以越慢越少越好，直至完全停用激素和止喘药等西药。然后再逐渐减少参蛤散加味的用药量，方法是以逐渐减少用药次数和每次的用药量，直到完全停药，整个过程需持续半年至1年为宜。舌质红苔薄黄者，去肉桂加女贞子30g、枸杞子30g。〔李文亮，齐强．千家妙方·上［M］．北京：战士出版社，1982，115-116〕

裘沛然：哮喘经验方1

【组成】麻黄10g，桂枝10g，干姜10g，细辛10g，葶苈子10g，紫菀10g，杏仁10g，甘草10g，鹅管石12g，熟地黄24g，制附子10g，胡芦巴10g，鹿角霜10g，补骨脂10g。

【功效】宣肺平喘化饮，补肾纳气。

【主治】哮喘，属肾虚证。

【用法】水煎服，每日1剂。

【经验】方中麻黄、桂枝、干姜、细辛、葶苈子、紫菀、杏仁、甘草等宣肺平喘化饮治标，鹅管石、熟地黄、制附子、胡芦巴、鹿角霜、补骨脂等补肾纳气治本，大方复治，标本兼顾，是宗小青龙汤、阳和汤、麻黄附子细辛汤、三拗汤等方之意出入者。裘老对兼有脾虚便泻者，常用补骨脂、肉豆蔻、诃子，认为既可补脾涩肠，又可止咳平喘，乃一举两得之法。有热者则可用炙马兜铃、桑白皮、黄芩泄肺热，或加白芷、紫菀、天竺子止咳，或加紫苏子、白芥子平喘。〔陆寿康．裘沛然医案选存及方药评按［J］．中医杂志，2012，53（10）：823-827〕

裘沛然：哮喘经验方2

【组成】麻黄9g，细辛3g，甘草9g，葶苈子9g，白前9g，天竺子12g，川贝母粉3g（分吞），紫菀9g，生地黄30g，黄芩12g，熟地黄24g，诃子肉12g，龙胆草9g，炙马兜铃9g，百部12g。

【功效】豁痰宣肺，降气平喘。

【主治】哮证（支气管哮喘），属脾肾阳虚、外邪引动内饮证。

【用法】水煎服，每日1剂。

【经验】裘老用麻黄、细辛、甘草温肺平喘，现代药理研究结果提示，此3味中药有缓急解痉、松弛支气管平滑肌痉挛、抗变态反应的作用；以葶苈子、白前止咳化痰、宣肺平喘；以天竺子、川贝母粉、紫菀化痰止咳；用生地黄、黄芩养阴凉血清热；裘老喜用熟地黄、诃子肉补肾纳气以平喘，用龙胆草、黄芩、炙马兜铃清肺降气以平喘止咳，同时加天竺子、百部化痰以止咳，药到病所，咳嗽、咳痰、气喘能很快得到缓解。〔陆寿康.裘沛然医案选存及方药评按［J］.中医杂志，2012，53（10）：823-827〕

裘沛然：哮喘经验方3

【组成】麻黄15g，细辛12g，五味子10g，诃子肉24g，淡子芩30g，龙胆草9g，桑白皮15g，干姜12g，半夏12g。

【功效】宣肺散寒清热，豁痰平喘。

【主治】哮证，属外寒里热、痰饮内蕴证。

【用法】水煎服，每日1剂。

【经验】裘老治喘，不囿常法，多取辛温与苦寒并用，发散和敛降共投。如用麻黄、细辛发散外寒、止咳平喘；五味子、诃子肉敛肺止咳，以防久喘耗散肺气；淡子芩、龙胆草、桑白皮清肺热、苦泄肃降肺气，合干姜、半夏温化痰饮、苦降辛开。全方取意仲景大青龙汤、小青龙汤，并合定喘汤法，集辛散、酸收、苦泄、温通、寒降于一炉，因方证合拍，故应手取效。〔陆寿康．裘沛然医案选存及方药评按［J］．中医杂志，2012，53（10）：823-827〕

颜正华：射干麻黄汤

【组成】射干、炙麻黄、半夏、紫菀、款冬花各10g，细辛3g，五味子5g，生姜3片，大枣3枚。

【功效】温肺散寒，豁痰平喘。

【主治】寒哮者以呼吸喘促、喉中有哮鸣音、泡沫痰、质清稀、胸膈满闷、口不渴或渴喜热饮、舌苔白滑、脉浮紧为主症，或兼见头痛、恶寒、无汗等。

【用法】水煎服，每日1剂。

【经验】颜老辨治哮证每每以寒热为纲，喘证往往以虚实为要。治疗本病主要从寒哮、热哮、实喘、虚喘4种证型进行辨证论治。方中麻黄宣肺气，射干开痰郁，半夏、紫菀、款冬花清热除痰下气，细辛温肺散寒，五味子敛肺气，生姜、大枣调和营卫。遇风寒痰饮较重者，颜老喜用小青龙汤。处方：炙麻黄、白芍、半夏各10g，桂枝、炙甘草各6g，细辛、干姜各3g，五味子5g。如寒哮兼见烦躁者，每加生石膏30g。〔吴嘉瑞，张冰．国医大师颜正华教授治哮喘常用方药及验案举例［J］．新中医，2010，42（2）：107-108〕

颜正华：定喘汤

【组成】麻黄6~10g，紫苏子、苦杏仁、款冬花、半夏、桑白皮、黄芩、白果各10g，甘草6g。

【功效】宣肺清热，化痰平喘。

【主治】热哮者以呼吸喘促、喉中有哮鸣音、痰黄黏稠、排吐不畅、烦闷不安、口渴喜饮、舌红、苔黄腻、脉滑数为主症，或兼有头痛、发热、有汗等。

【用法】水煎服，每日1剂。

【经验】如遇阵咳剧烈者，每加蝉蜕10g、僵蚕10g、全蝎6g、蜈蚣2条、地龙12g等息风止痉药，以增强疗效。〔吴嘉瑞，张冰．国医大师颜正华教授治哮喘常用方药及验案举例［J］．新中医，2010，42（2）：107-108〕

颜德馨：代激素方

【组成】何首乌、山药、黄芪、太子参、甘草、紫河车各等份。

【功效】补肾纳气，止咳化痰。

【主治】虚哮证。

【用法】制成散剂，每服1.5g，日3次，温开水送服。

【经验】哮喘是多种炎症细胞介导的慢性炎症，糖皮质激素迄今仍为最有效的抗炎药物，长期使用可产生难以避免的副作用。颜老使用“中药激素”，如雷公藤能够抑制哮鸣音和喘息，有止咳化痰作用，虽见效较糖皮质激素慢，但作用时间长，无糖皮质激素样副作用，不会产生心、肝的损害及影响生育等。颜老创立本方，药性平和，对激素依赖者可达到撤激素的效果，巩固哮喘疗效。〔王跃.难治性哮喘证治体会［J］.实用中医药杂志，2002，18（5）：46〕

颜德馨：阳和汤

【组成】熟地黄 30g，肉桂 3g（去皮，研粉），麻黄 2g，鹿角胶 9g，白芥子 6g，炮姜 2g，生甘草 3g。

【功效】温肺祛寒。

【主治】寒哮。

【用法】水煎服，每日 1 剂。

【经验】哮喘有新、久、虚、实之分，新喘属实，多责之于肺，久喘属虚，多责之于肾。颜老认为哮喘为沉痼之病，日久属纯虚者极少，且缠绵反复，正气溃散，精气内伤，最易招六淫之邪侵袭，六淫之中，又以寒邪十居八九。寒犯娇脏，气失升降，痰浊内生，寒痰胶滞，则痰鸣气促，胸中满塞，不能平卧。故《圣济总录》谓："肺气喘息者，肺肾气虚，因中寒湿至阴之气所为也。"临床上小青龙汤固然为治寒喘病发的良方，但颜老认为其未能标本同治，而常用阳和汤，以鹿角胶、炮姜、肉桂温肺，麻黄、白芥子宣肺，熟地黄补肺。温、宣、补三法并用，攻补兼施，用治哮喘反复频发、本虚标实者，常应手而效。〔韩天雄，邢斌，窦丹波．颜德馨运用温阳法经验撮要［J］．上海中医药杂志，2006，40（9）：10-11〕

第4章 喘证

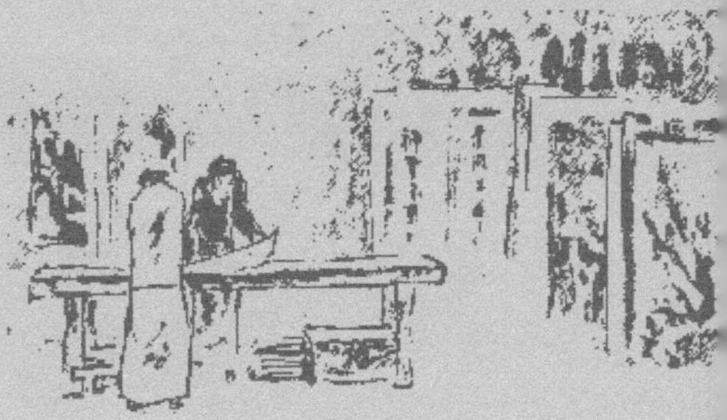

喘证是由于外感或内伤，导致肺失宣降，肺气上逆或气无所主，肾失摄纳，以致呼吸困难，甚则张口抬肩，鼻翼翕动，不能平卧为临床特征的一种病证。轻者仅表现为呼吸困难，不能平卧；重者稍动则喘息不已，甚则张口抬肩，鼻翼翕动；喘促持续不解，可发为喘脱。本病分为实喘、虚喘两类，实喘以痰浊为主；虚喘以气虚为主。病情复杂者下虚上实并见，或正虚邪实，虚实夹杂。实喘治肺，祛邪利气，寒者温宣，热者清肃，痰浊者化痰而兼降气、理气；虚喘治在肺肾，以肾为主，培补摄纳，补肺、健脾、益肾；虚实夹杂、下虚上实者，分清主次，标本兼治；寒热错杂者温清并用；喘脱者急宜扶正固脱，镇摄潜纳。现代医学喘息型慢性支气管炎、肺部感染、肺炎、肺气肿、心源性哮喘、肺结核、矽肺及癔病性喘息等可参考本章辨证论治。

本章收录了方和谦、朱良春、任继学、李济仁、李振华、李辅仁、何任、张琪、张学文、周仲瑛、郭子光、裘沛然、颜正华等国医大师的经验方共45首。方和谦善用经方治喘证；朱良春治疗久病

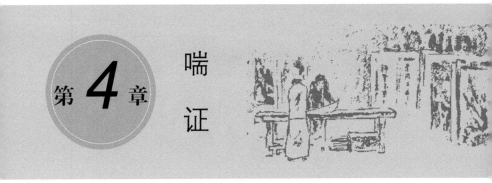

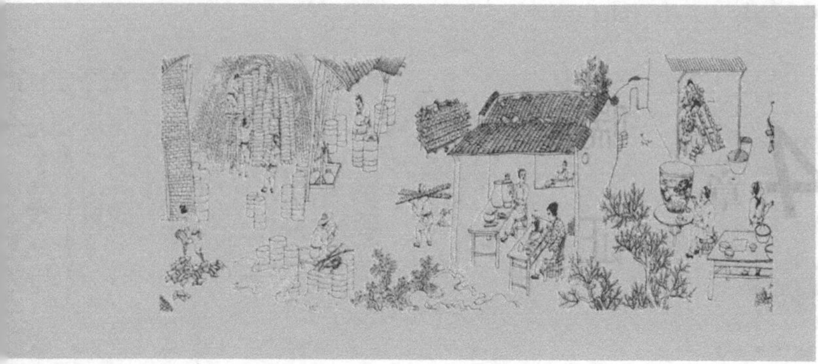

虚喘多补脾肺肾而兼敛肺养阴；任继学自创肺心病方；李济仁治分标本缓急；李振华多从肺虚、脾虚、痰饮三者入手论治；李辅仁重视气、痰、瘀，讲究标本兼治；何任注重清润之法，慎用温燥；张琪从肺、脾、肾三脏论治，或宣肺，或温肺，或清肺；张学文从瘀论治，温润并用，气血同调；周仲瑛多用经方、时方，尤擅治喘促急症；郭子光常于辨证方中加用三虫（全蝎、地龙、僵蚕）；裘沛然主张以辛温蠲饮、苦寒泻肺为大法；颜正华重视扶正，祛邪同时常兼顾补益脾、肺、肾之气阴。

方和谦：自拟滋补汤

【组成】党参12g，白术9g，茯苓9g，炙甘草6g，熟地黄12g，白芍9g，当归9g，肉桂3g，陈皮6g，木香3g，大枣4个。

【功效】补气血重在补脾，滋阴阳重在益肾。

【主治】虚劳。如肺系病之慢性支气管炎、哮喘、肺气肿、肺心病属虚劳者。

【用法】水煎服，每日1剂。

【经验】虚劳病程较长，多为久病痼疾，气血阴阳互损，五脏之间转化，故病情深重复杂。方老在《金匮要略·血痹虚劳病脉证并治》补法九方的基础上加以概括总结，自拟“滋补汤”作为补虚扶正的基本方剂。方中用四君子汤之党参、茯苓、白术、炙甘草补脾益气，培后天之本；四物汤之当归、熟地黄、白芍滋阴补肾、养血和肝，固先天之本；佐肉桂、陈皮、木香、大枣温补调气、纳气归原。使其既有四君、四物之气血双补之功，又有温纳疏利之力，使全方补而不滞、滋而不腻、补气养血、调和阴阳，集益肺、养心、健脾、和肝、补肾于一方。所用之药看似平常，实则配伍严谨、立法有度。虽其专为虚证而设，不管临床表现如何，但见气血不足、五脏虚损之候，即可灵活加减应用，对恢复脏腑功能、改善临床症状确有实效。

肺气亏虚、宣降不利而致胸闷气短、咳喘、自汗、易外感等症，以滋补汤加麦冬、白果、杏仁、桔梗、紫苏子、紫苏梗、北沙参等。另外，“肺为贮痰之器，脾为生痰之源”，通过补脾土，脾健湿运，土生金，而达到补肺气的目的；肺气根于肾，益肾固元亦补肺气。诸药配合，使肺气得充，宣降得司，咳喘得平。〔权红．浅谈方和谦自拟“滋补汤”治疗虚劳［J］．中国中医药信息杂志，2006（2）：80-81〕

方和谦：寒饮喘促经验方

【组成】炙麻黄5g，桂枝6g，干姜5g，细辛3g，五味子6g，白芍10g，法半夏10g，苏子4g，莱菔子12g，甘草5g。

【功效】散寒解表，温化水饮。

【主治】喘证，证属太阳伤寒兼水饮内停者。症见喘憋明显，端坐呼吸，痰多，色白，稀黏有泡沫，低热，舌淡红，苔白，脉细数。

【用法】水煎服，每日1剂。

【经验】《伤寒论》第40条谓："伤寒表不解，心下有水气，干呕，发热而咳……或喘者，小青龙汤主之。"麻黄解表散风寒，平喘，利水，退热；桂枝和营卫，解表发汗，通阳利水；干姜温胃散寒除饮；白芍敛阴，恐麻黄、桂枝发汗太过；细辛化饮除痰通阳；法半夏降逆祛痰，除饮燥湿；五味子收敛止咳；加苏子、莱菔子即三子养亲汤化裁，苏子主气喘咳嗽，降气化痰，莱菔子主食痞兼痰，化痰降气。全方内温外散，以温为主，是"病痰饮者，当以温药和之"的具体体现。细辛复诊多减量，以防伤阴动阳。〔曹锐．国医大师方和谦教授经方治疗喘证临床经验浅析［C］//全国中医内科肺系病第14次学术研讨会论文集．内蒙古：中华中医药学会内科分会肺系病专业委员会，2010〕

方和谦：葛根黄芩黄连汤

【组成】葛根30g，黄连5g，黄芩20g，炙甘草5g。

【功效】表里双解。

【主治】表里同病的喘证。

【用法】水煎服，每日1剂。

【经验】“太阳病，桂枝证，医反下之，利遂不止，脉促者，表未解也，喘而汗出者，葛根黄芩黄连汤主之”，这段条文讲的是由于误下之后，造成胃肠受伤，中气受损，但正气不虚，仍能抗邪，外邪尚未完全陷于里，而表证仍在，又可见到患者有喘而且多汗，知邪热已经内传，影响了大肠的传导功能。更由于肺与大肠相表里，里热壅盛，上蒸于肺则喘逆。其病为表里同病，治法亦用表里双解之法，以葛根黄芩黄连汤治疗，使热清利自止，喘自平。葛根为君，以通阳明之津而散表邪；以黄连为臣，黄芩为佐，以清里气之热，降火清金，而下逆气；炙甘草为使，以缓其中而调和诸药者也。方老认为本条文所现之喘是兼证，而不是主证。主证还是下利证，因为它是误下之后首先造成胃肠受伤，中气受损，邪热内传，影响了大肠的传导功能，又因肺与大肠相表里，间接影响肺而致喘。所以下利为主证，喘为次证。在临床应用时主要还是以现代医学所说的肠炎、痢疾等为其主治者多见。〔赵铁良．方和谦谈《伤寒论》治喘诸方运用［J］．中医杂志，1994，35（9）：567-568〕

方和谦：大陷胸丸

【组成】大黄25g，葶苈子17g，芒硝17g，杏仁17g，甘遂1g（另捣），白蜜20mL。

【功效】逐水破结，峻药缓攻。

【主治】水热胶结的喘证。

【用法】前4味，捣筛2味，纳杏仁、芒硝，合研如脂，和散，取如弹丸1枚；入甘遂末、白蜜，用水200mL，煮取100mL，温顿服之，一宿乃下。如不下，再服，取下为效。

【经验】方老认为大陷胸丸是治疗结胸证的一种缓治方法，虽然它与大陷胸汤的证机相同，皆是由于邪陷与水饮痰浊相结而成，病性属热属实，但病变的部位不同。大陷胸汤病变部位在胸膈，大陷胸丸邪结位置偏高，在胸膈以上。正如原文所云："结胸者项亦强……"由于邪结部位偏高，所以不用大陷胸汤而改用大陷胸丸以图缓治。病位偏高，势甚于上，肺气不得舒展，可有呼吸迫促气喘等症。本方中以葶苈子、杏仁泻胸水，利肺气，大黄、芒硝泄热破结。由于甘遂峻猛有毒，所以另捣甘遂，配以白蜜解毒为辅助药，既可达逐水破结之效，又不失峻药缓攻之目的。〔赵铁良．方和谦谈《伤寒论》治喘诸方运用［J］．中医杂志，1994，35（9）：567-568〕

朱良春：升陷汤加味

【组成】黄芪30g，知母10g，升麻6g，柴胡6g，桔梗6g，桂枝10g，当归10g，人参6g，贝母12g。

【功效】培气通阳，建中治喘。

【主治】因脾胃虚弱、劳累过度、肝肾不足或阴阳偏颇等引起的气短似喘证者。

【用法】水煎服，每日1剂。

【经验】朱老之用升陷汤加桂枝乃取桂枝性本条达，能引脏腑之真气上行，而又善降逆气，桂枝刚中寓柔，和而不烈，刚而不燥，可发汗，可止汗，可祛邪，可扶正，可降逆，可升陷，可通利小便，可固摄小便，并可宣灵窍以回苏，柔经隧而镇痉。《神农本草经》载，当归主咳逆上气，今多有所忽视。朱老治气短而喘用升陷汤常加桂枝、当归、人参、贝母，乃有建中治喘之思，更有理痰治喘之意。《续名医类案》有用人参、熟地黄、当归、甘草治气短似喘，1剂稍定，2剂喘平。张锡纯载其门人治奉天大东关于氏女，夜间忽不能言，诊为胸中大气下陷，不能司肺脏之呼吸，乃气陷之危症，急投黄芪、当归、升麻煎服，须臾即能言语，再以升陷汤原方加当归、山药，数剂而愈。盖气陷则血随之而下，故用当归助黄芪填补气血，气充血和，气陷即复，故朱老加当归之意深也。〔邱志济，朱建平，马璇卿.朱良春用锡纯升陷方治疗急症的经验选析［J］.辽宁中医杂志，2002，29（8）：458〕

朱良春：定喘散

【组成】红参、北沙参、五味子各15g，麦冬、橘红各9g，紫河车20g，蛤蚧1对。

【功效】益气养阴，补肺益肾。

【主治】各类因呼吸道疾病久治不愈所导致的老年虚性咳喘。

【用法】共研末，每服1.5g，日3～4次。

【经验】药虽七味，但对各类老年虚性咳喘，均能在用红参、紫河车、蛤蚧峻补肺脾肾之同时，佐以北沙参、麦冬养阴，五味子收敛肺肾之气。朱老之定喘散，是宗李东垣《内外伤辨惑论》之生脉散（人参10～15g，麦冬15g，五味子6～10g）扩充而成。生脉散功能益气养阴，止咳敛汗，朱老补入润养肺肾之阴的北沙参峻补肾经气阴，且用血肉有情之品蛤蚧、紫河车，更增加了本方的补肾纳气作用，故对各种疾病所致的老年虚性咳喘收效尤佳。咳喘之症常与痰浊有关，故朱老复佐以理气化痰、功效平和且价廉易得的橘红，既可直接祛邪，又防蛮补壅中。药虽七味，却能补虚不滞邪，祛邪不伤正，足见其师古不泥的一代大家风范。临证中，对肾之气阴过虚、咳喘较甚者，常加煅鹅管石15g，疗效有时更好，《本草求原》曰鹅管石“暖肺纳气，治肺寒气逆，喘咳痰清”。〔陶庭宝．朱氏定喘散治疗老年虚性咳喘验案2则［J］．中医药临床杂志，2005，17（2）：131〕

任继学：治肺胀验方

【组成】麻黄12g，石膏25g，干姜9g，大枣15枚，甘草6g，半夏9g。

【功效】宣肺泄热，降逆平喘。

【主治】肺胀，咳嗽上气，胸满气喘，目如脱状，脉浮大者。

【用法】水煎服，每日1剂。

【经验】本方由《金匮要略》卷上之越婢加半夏汤（由麻黄、石膏、生姜、大枣、甘草、半夏组成，功效宣肺泄热、止咳平喘）以干姜易生姜而成，取干姜之长于温化，弃生姜之长于散寒。方中麻黄配两倍量之石膏，辛凉宣泄，外散风寒，内清肺热，麻黄散寒而不助热。麻黄配干姜，温肺化饮。〔石志超，盖国忠，陈子华，等.全科医师岗位培训教材中医学（4版）[M].长春：吉林科学技术出版社，2000，277〕

任继学：肺心Ⅳ号方

【组成】橘红 15g，牛蒡子 15g，桑皮 20g，桔梗 10g，厚朴 8g，太子参 5g，青黛 15g。

【功效】通络平喘。

【主治】肺心同病，症见咳喘、心悸、发绀、水肿等。

【用法】水煎服，每日 1 剂。

【经验】若见阳虚水泛证候，加陆通（路路通之别名，功效祛风活络、利水通经）、葶苈子等。〔高光霞，南征. 难病中医治验［M］. 北京：中国中医药出版社，1993，15〕

李济仁：固本定喘汤

【组成】党参18g，五味子12g，葶苈子10g，怀山药24g，苦杏仁10g，白芥子10g，生龙骨30g，生牡蛎30g。

【功效】标本兼顾，肺肾同治。

【主治】虚喘。

【用法】水煎服，每日1剂。

【经验】虚证哮喘，病久肺病累肾，且痰饮内伏，宿根难除，治疗颇为棘手。盖久病哮喘，本虚标实，虚则肺肾俱虚，实则夹痰伏饮，因而缠绵难已。近年来，西医常用激素之类平喘。初则效如桴鼓，久则失效，且依赖激素而难以停药。另激素用久，莫不伤肾，患者常有背寒畏冷、颜面虚浮之特征，给治疗带来一定困难，因此治虚证哮喘，必须标本兼顾，肺肾同治。李老在临床常用自拟方固本定喘汤加减治疗。有寒饮者加细辛、干姜，痰热加鱼腥草、桑白皮，痰多加半夏、海蛤粉，每获佳效。对激素依赖者取效亦显。缓解期可以丸剂善后，药用：西洋参50g，蛤蚧2对，冬虫夏草10g。上药共为细末，炼蜜为丸。早、晚各服3g，连服3个月。〔李艳．国医大师李济仁［M］．北京：中国医药科技出版社，2011：77-78〕

李振华：益气养心汤

【组成】党参15g，白术9g，茯苓15g，桂枝6g，半夏、炒远志各9g，酸枣仁15g，石菖蒲、紫苏子、桔梗、白果各9g，炙麻黄5g，炙甘草9g。

【功效】益气健脾，养心平喘。

【主治】喘证，心悸，慢性肺源性心脏病。症见咳嗽喘息，心悸气短，劳则尤甚，痰涎壅盛，恶风易汗，神疲乏力，面色㿠白，舌质暗淡、苔白腻，脉细弱。

【用法】水煎服，每日1剂。

【经验】本证系肺脾气虚，痰涎壅阻，肺失肃降，气机不畅，久而累及心脏。脾为生痰之源，肺为贮痰之器，故本证以痰涎过多为特征。方中党参、白术、茯苓、炙甘草、半夏益气健脾，燥湿祛痰；桂枝通阳利水，使痰湿从小便而去；远志、酸枣仁、石菖蒲养心安神；紫苏子、桔梗、白果理气降逆，祛痰平喘；炙麻黄宣肺平喘。如语言无力、气短汗出重者，可去炙麻黄，加黄芪15～30g；如脘腹胀满者，加砂仁、川厚朴各6g。〔李郑生，郭淑云．国医大师李振华［M］．北京：中国医药科技出版社，2011，116〕

李振华：治喘方

【组成】前胡10g，黄芩10g，干姜8g，细辛5g，五味子10g，麻黄6g，杏仁10g，生石膏15g，苏子10g，桔梗、枳壳、橘红、半夏各10g，茯苓15g，炙桑白皮12g，甘草3g。

【功效】宣肺平喘。

【主治】肺气肿，急性发作喘咳。

【用法】水煎服，每日1剂。

【经验】本方由麻杏石甘汤、苓甘五味姜辛汤、二陈汤加减而成。加桔梗、枳壳，二者相伍，升降气机，且桔梗长于化痰；黄芩、炙桑白皮善清肺热；前胡宣散风热；前胡、苏子均有降气消痰之功效。〔王永炎，鲁兆麟．中医内科学［M］．北京：人民卫生出版社，1999，188〕

李振华：解表宽胸汤

【组成】葶苈子、茯苓各 20g，地骨皮、生桑白皮、辽沙参各 15g，知母 12g，前胡、杏仁、清半夏、桔梗、炙麻黄、黄芩、川贝母、枳壳、百部、牡丹皮各 10g，甘草 3g。

【功效】解表平喘，豁痰利水，佐以滋养肺阴。

【主治】哮喘，肺脾气虚兼感外邪证。

【用法】水煎服，每日 1 剂。

【经验】本方适用于肺脾气虚兼感外邪证患者。患者素体肺脾气虚，又感外邪，邪蕴于肺，壅阻肺气，肺气不得宣降，通调失职，饮停胸胁而致喘证。李老方以自拟解表宽胸汤加减，达解表平喘、豁痰利水之目的。治疗上运用解表泻肺平喘之品，在祛邪的同时，不忘滋养肺阴，以达补虚泄实、标本兼治之目的。待诸症消失，为防复发，继服补气健脾之香砂六君子汤合小建中汤培土生金，巩固疗效。〔沈元良．名老中医话哮喘［M］．北京：金盾出版社，2013，144-145〕

李辅仁：射干平喘汤

【组成】射干10g，南沙参15g，炒薏苡仁15g，清半夏10g，杏仁10g，玄参20g，炙前胡15g，炙紫菀10g，炒白术15g，葶苈子15g，丹参15g，赤芍15g，枳壳15g，川芎10g。

【功效】祛瘀化痰，益气健脾。

【主治】慢性咳喘性疾病急性发作期，症见咳嗽、咳痰、喘息、气短、哮鸣、胸闷者。

【用法】水煎服，每日1剂。

【经验】李老认为，痰浊与瘀血交阻是肺胀病机的中心环节，气滞血瘀是肺胀的主要病机特点。关于治疗，李老强调应重视气、血、痰的关系，痰瘀同源，痰可酿瘀，瘀能生痰，痰瘀互阻是肺胀的主要病机特点。治痰治瘀以治气为先，因气为血之帅，气行则血行，气滞则血瘀，血瘀则痰凝。所以，理气活血化痰是治疗本病的重要法则。射干平喘汤中射干、葶苈子均能宣肺，扩张支气管，促进痰的排出；炙前胡、炙紫菀、南沙参、玄参、清半夏能润肺化痰，稀化痰液，利于痰的排出；炒白术、炒薏苡仁健脾以绝痰源；丹参、川芎、赤芍能活血化瘀，促进血液循环；枳壳、杏仁宣肺理气。全方共奏祛瘀化痰、益气健脾之功效，故能取得较好的临床疗效。〔史学军．李辅仁教授验方治疗肺源性心脏病的疗效观察［J］．中国全科医学，2006，9（12）：1026-1027〕

李辅仁：咳喘丸缓治方

【**组成**】冬虫夏草50g，百合50g，百部50g，鱼腥草30g，云茯苓50g，款冬花30g，前胡50g，桑白皮30g，炒远志30g，半夏30g，南沙参50g，炙紫菀50g，杏仁30g，泽泻50g，川贝母30g，浙贝母30g，枸杞子50g，金银花50g，丹参50g。

【**功效**】润肺益肾，化痰平喘。

【**主治**】慢性咳喘性疾病缓解期。

【**用法**】共研极细末，过箩去渣，水泛为丸。每日早晚各服6g。

【**经验**】冬虫夏草具有补虚损、益精气、止咳化痰、平喘等作用，枸杞子补肝肾，南沙参、百合养阴清肺，云茯苓健脾利湿，皆寓扶正之意，或标本兼顾。丹参活血祛瘀，虚久病必瘀，且“一味丹参，功同四物”，兼有补血功效。咳喘缓解，余邪未清，故以金银花、鱼腥草、桑白皮、浙贝母清肺热，前胡、炙紫菀降气祛痰、宣肺温肺；川贝母、百部、款冬花、杏仁润肺，炒远志祛痰功类桔梗，且能安神助眠，半夏、泽泻燥湿利湿。全方以补益、清肺、润肺为主，酌加宣肺、温肺、祛湿、安神，止咳化痰平喘贯穿其间。〔崔应珉，陈明，谢辉．名医方证真传［M］．北京：中国中医药出版社，1996，49〕

李辅仁：李氏定喘汤

【组成】炙麻黄10g，生石膏60g，杏仁30g，炙甘草15g，黄芩30g，细辛5g，五味子15g，茯苓30g，清半夏30g，橘红15g，炙白前30g，炙紫菀30g，炙款冬花15g，桔梗30g，炙百部15g，苏子15g，葶苈子15g，玉竹30g，远志30g，冬虫夏草15g，胡桃肉30g。

【功效】强心益肺，清热养阴，化痰止咳，肃肺定喘。

【主治】久病咳喘，痰多，胸膈不利。

【用法】上药共研细末，枣肉120g，煮烂如泥，去其皮核。加炼蜜300g，共同为丸，每丸9g重，每日早晚各服1丸，温开水送下。

【经验】本方为麻杏石甘汤、苓甘五味姜辛汤、二陈汤、止嗽散、葶苈大枣泻肺汤加减。麻黄用蜜炙品，减其发散之力，去干姜、荆芥之温散，用于久病咳喘，表邪已减，以里证为主者，炙麻黄仍有发散风寒之功；细辛温散入里之寒饮；生石膏辛、甘、寒，葶苈子辛、苦、寒，二药合用，清热泻肺，平喘利水。二陈汤祛湿痰，止嗽散性平和，咳嗽之属寒属热者皆宜，远志、桔梗皆祛痰之品。诸如此类，皆治标也；冬虫夏草、胡桃肉为补肺益肾佳品，是为治本。〔崔应珉，陈明，谢辉．名医方证真传［M］．北京：中国中医药出版社，1996，49〕

李辅仁：纳肾定喘汤

【组成】熟地黄25g，山茱萸15g，冬虫夏草3g，茯苓15g，怀山药25g，巴戟天12g，五味子6g。

【功效】纳肾定喘。

【主治】肾不纳气的喘证。

【用法】水煎服，每日1剂。

【经验】本方为七味都气丸加减，去泽泻、牡丹皮，加冬虫夏草、巴戟天。七味都气丸补肾纳气，用于肾虚不能纳气、呼多吸少、喘促胸闷、久咳咽干气短等。方中泽泻利湿而泻肾浊，牡丹皮清泄虚热，喘证湿与热不明显者可去之。《本草求原》谓巴戟天“化痰，治嗽喘”，且其温补肾阳，所谓“无阳则阴无以化”，于滋肾阴方中，酌加补肾阳药味，则“阴得阳助，而生化无穷”。〔崔应珉，陈明，谢辉．名医方证真传［M］．北京：中国中医药出版社，1996，49〕

何　任：润肺平喘汤

【组成】北沙参9g，麦冬9g，五味子4.5g，薤白9g，全瓜蒌9g（杵），姜半夏9g，陈蒲壳12g，冬瓜皮12g，川贝母1.5g。

【功效】润肺平喘。

【主治】慢性支气管炎、肺气肿、肺结核等所致的喘证，属于阴虚气逆者。

【用法】水煎服，每日1剂。

【经验】本方为生脉饮合瓜蒌薤白半夏汤加减。生脉饮益气复脉，养阴生津，瓜蒌薤白半夏汤行气解郁，通阳散结，祛痰宽胸。因人参温燥，故去之，代之以养阴清肺、益胃生津之北沙参。去“白酒”，加陈蒲壳、冬瓜皮利尿消肿（陈蒲壳尚有散结之功效），川贝母润肺化痰止咳。〔陈子杰，薛菲菲．名医妙方［M］．北京：北京科学技术出版社，2007，24；何若苹．中国百年百名中医临床家丛书：何任［M］．北京：中国中医药出版社，2001〕

张　琪：参赭镇气汤加味

【组成】人参12g，生代赭石18g，生芡实15g，生山药15g，山茱萸18g，生龙骨18g，生牡蛎18g，生杭芍12g，苏子6g，熟地黄20g，枸杞子10g，五味子6g。

【功效】温肾纳气，温肺化饮。

【主治】肾气虚、寒饮射肺、肾不纳气，症见喘息咳嗽、咳痰清稀、呼吸痰鸣音明显者。

【用法】水煎服，每日1剂。

【经验】“肺为气之主，肾为气之根”。肾为肺之主，主纳气归原，与肺共司呼吸，如肾气虚，失于摄纳则出现咳而兼喘，以喘为主，咳痰清稀，甚则咳而遗尿，腰酸膝软，表浅呼吸，呼多吸少，舌淡胖、苔白滑，脉细弱，或浮大而空，临床多见于支气管哮喘、肺心病，治疗以温肾纳气为主。生代赭石压力最胜，能镇胃气冲气上逆，开胸膈，坠痰涎，止呕吐，通燥结，用之得当，诚有捷效。人参借生代赭石下行之力，挽回将脱之元气，以镇安奠定之。〔吴大真．国医大师临证用药精华［M］．北京：中医古籍出版社，2010，183-184〕

张　琪：宣肺利水汤

【组成】麻黄15g，生石膏50g，甘草10g，苍术15g，杏仁15g，鲜姜15g，玉米须50g，西瓜翠衣50g，滑石20g，木通15g，红枣3个。

【功效】宣肺利水。

【主治】风水，常伴有表证及肺气不宣症状，如身痛、肢体酸沉、恶寒发热、头痛脉浮等表证及咳嗽、喘促、胸满、气逆等肺气不宣症状。因肺的宣发肃降功能失调，则小便不利发生水肿。

【用法】水煎服，每日1剂。

【经验】本方用麻黄宣肺，生石膏清热，杏仁利肺气，苍术燥湿，鲜姜宣发，玉米须、西瓜翠衣、滑石、木通利水清热，协助麻黄、生石膏宣发肃降、通利水道。〔任继学．中国名老中医经验集萃［M］．北京：北京科学技术出版社，1993，328〕

张 琪：化痰饮

【组成】清半夏10g，五爪红10g，苍术10g，川朴10g，白茯苓15g，薏苡仁15g，杏仁5g，莱菔子10g，生姜10g，甘草10g。

【功效】温肺化痰。

【主治】老年人慢性支气管炎、肺气肿属痰饮犯肺之咳喘多痰。

【用法】水煎服，每日1剂。

【经验】“脾为生痰之源，肺为贮痰之器”，脾为肺之母，若脾肺阳虚则痰湿由生犯肺，症见咳痰清稀量多，面色萎黄，胸闷脘痞，舌苔白腻，脉象濡。治以温肺化痰法。方中用苍术、白茯苓、薏苡仁健脾除湿，清半夏、五爪红（橘红之别称）、莱菔子祛痰利气，气顺痰自消，生姜一味温肺助脾阳。〔任继学.中国名老中医经验集萃［M］.北京：北京科学技术出版社，1993，334〕

张　琪：真武汤加味

【组成】茯苓15g，白术15g，白芍15g，附子10g，生姜15g，细辛5g，五味子10g，干姜10g。

【功效】温阳散寒，止咳平喘。

【主治】阳虚肺寒咳喘，症见咳喘、痰清稀、面色㿠白、形寒肢冷、大便溏、舌白滑润、脉象沉等。

【用法】水煎服，每日1剂。

【经验】张老认为，咳喘属肺脾肾阳虚、痰湿凝聚者，宜三脏同治。用此方需注意服药日久，有辛热伤阴之弊，若见舌红苔稍干，则应停止用药，或于原方中加知母、麦冬以顾护阴液；若痰郁化热而见痰黄稠黏，可加鱼腥草、黄芩、紫菀、沙参等，其热邪为标，阳虚为本，标本兼顾方能与病机丝丝入扣。〔任继学.中国名老中医经验集萃［M］.北京：北京科学技术出版社，1993，334-335〕

张 琪：清肺化痰饮

【组成】黄芩15g，川贝母15g，鱼腥草30g，五爪红（橘红）15g，清半夏15g，瓜蒌20g，枳壳15g，杏仁5g，知母15g，麦冬15g，甘草10g。

【功效】清肺化痰，止咳平喘。

【主治】慢性支气管炎、肺气肿，症见咳喘、胸满、痰声辘辘、痰黄而稠黏，舌红苔垢腻，脉右寸滑或滑数。

【用法】水煎服，每日1剂。

【经验】方用黄芩、瓜蒌清肺热，知母、麦冬滋阴润燥，知母、鱼腥草、清半夏化痰浊，五爪红、杏仁、枳壳利肺气，气顺则火清，火清则痰消，为溯本清源之治。若痰盛者可加胆南星、白茯苓以化痰。临证中尚有胃热生痰致肺失清肃、咳嗽痰多、胸闷短气、日久不愈者，当清肺与清胃并举，尤其清胃更为重要，胃热平则肺热随之而清。此证多见于小儿，由小儿食积，胃中蕴热而生痰，致咳嗽、喘促、痰多，此证见咳止咳则难以见效，且除药物治疗外，尚应注意饮食调养，不可偏嗜醇酒厚味，以杜其生痰之源。许多肺气肿、慢性支气管炎患者强调补益营养，殊不知过服补药易致痰滞而难咳出。曾见一肺气肿患者误用黄芪致其气窒而丧生，故补药当慎用，如黄精、熟地黄、山药、黄芪、人参等皆非所宜，得之则痰胶滞难出，气憋愈甚，而使病情加重，不可不知。肺气肿、肺心病及慢性支气管炎日久，痰浊蕴蓄，致血行不畅而瘀滞，成痰瘀胶着为患，表现为胸闷气喘、咳嗽痰多、口唇青紫、舌紫暗等，宜在清肺化痰药中加入活血祛瘀之品，如丹参、桃仁、赤芍之类。〔任继学．中国名老中医经验集萃［M］．北京：北京科学技术出版社，1993，336-337〕

张学文：慢性支气管炎方

【组成】瓜蒌 15g，薤白 10g，桂枝 9g，姜半夏 10g，杏仁 10g，川贝母 10g（冲服），降香 10g，桃仁 10g，红花 10g，丹参 15g，橘络 10g，生山楂 15g。

【功效】温通心阳，开宣肺气，活血化瘀。

【主治】喘证（慢性支气管炎）。

【用法】水煎服，每日 1 剂。

【经验】本方由瓜蒌薤白半夏汤、枳实薤白桂枝汤及桃红四物汤化裁而成。处方以瓜蒌、薤白、桂枝宣痹通阳；加姜半夏、川贝母、橘络、杏仁宣肺气、化痰涎；降香、桃仁、红花、丹参行气化瘀，改善心肺血液循环；方中用生山楂之意，仍在取其活血化瘀而非消食。〔张学文．疑难病证治［M］．北京：人民卫生出版社，1996，206-207〕

周仲瑛：杏苏散

【组成】紫苏叶6g，杏仁10g，半夏10g，茯苓12g，前胡10g，桔梗10g，枳壳12g，陈皮6g，甘草6g，生姜3片，大枣5枚。

【功效】宣利肺气，化痰祛瘀。

【主治】用于瘀阻肺络，痰壅肺，肺气不利所致的“痰瘀阻肺”证。其特点为喘促咳逆、胸部满闷或隐痛，甚至不能平卧，咳吐大量黏痰或泡沫血痰，或咳紫暗色血块，面青唇乌，舌质紫，多瘀点、瘀斑，舌下青筋曲张明显，苔腻，脉沉细、结代、促。

【用法】水煎服，每日1剂。

【经验】方中紫苏叶辛温不燥，发表散邪，宣发肺气；杏仁苦温而润，降利肺气，润燥止咳。紫苏叶宣肺，杏仁降肺，是核心药物。前胡入肺经，疏风散邪，降气化痰，既助紫苏叶宣肺散邪，又助杏仁降气化痰；桔梗、枳壳均入肺经，行滞化痰，升降肺脾，助紫苏叶、杏仁之宣降，兼能畅脾。此五药专散郁滞，升降气机，主在恢复肺脾之升降，使津液流布。半夏、陈皮燥湿化痰，理气行滞；茯苓健脾渗湿，以杜生痰之源；生姜、大枣调和营卫，以助解表，滋脾行津，以润干燥；甘草调和诸药，合桔梗宣肺利咽。其中半夏、陈皮、茯苓、生姜、甘草为二陈汤的主要药物，可理气化痰，兼能运脾祛湿，针对燥从湿化而蕴痰之病机。甘草、大枣甘润，兼制二陈汤之燥。化痰应区别不同情况选配温、清、燥、润、疏，祛瘀可于活血基础上加用少量破瘀之品，如水蛭等。具体运用时，还须辨清肺虚、肺实用药，肺虚者配益气、温阳或滋阴药，肺实者应伍降气、泻肺之品。〔李七一．化痰祛瘀治疗疑难病证九法——周仲瑛学术思想临证经验撷粹［J］．北京中医，1996，14（5）：50-52〕

周仲瑛：凉膈散

【组成】薄荷 5g，连翘 15g，山栀 10g，黄芩 12g，竹叶 5g，大黄 6g（后下），芒硝 3g（冲兑），甘草 6g。

【功效】解表通里，攻下通腑。

【主治】暴喘属表热里实，上焦邪热郁闭，中焦燥热内结，症见喘而身热烦躁，胸膈灼热，口渴唇裂，便秘或便下不爽者。

【用法】水煎服，每日 1 剂。

【经验】暴喘是指由于多种原因引起突然急性发作的一类喘证。临床表现呼吸困难，呼吸的频率、深度、节律失常，呼吸急促深快，或变慢变浅，或出现潮式、间歇性不规则呼吸，鼻翼翕动，张口抬肩，摇身撷肚，不能平卧。甚则面青唇紫，汗多，心慌，烦躁不安，神情萎靡，昏昧，痉厥，甚至由喘致脱。杨仁斋《仁斋直指方》云："诸有笃病，正气欲绝之时，邪气盛行，多壅逆而为喘。"明确指出多种重病都可因邪盛正绝，而出现暴喘危症。暴喘既属肺系多种急慢性疾病的急重危症，又可因其他脏腑病变影响于肺所致，为此，必须在辨证的同时结合辨病，与有关疾病联系互参，求因治疗，并以各个疾病的特点，掌握其不同的预后转归。临床辨证当审外感内伤，分清虚实因果主次；治疗则应针对标本缓急，分证处理。同时尤须注意证候之间兼夹、演变关系，掌握以下辨治要领。方中重用连翘清心肺，解热毒，是为主药；配黄芩清心胸郁热；山栀泻三焦之火，引火下行；薄荷、竹叶外疏内清；用芒硝、大黄荡涤胸膈积热，是借阳明为出路，以泻下而清澈其火热；又用甘草，既能缓芒硝、大黄峻泻之力，又可调和脾胃。〔周仲瑛．暴喘辨治心法［J］．中医文献杂志，1995（4）：23-24〕

周仲瑛：宣白承气汤合陷胸承气汤

【组成】石膏30g，黄芩12g，桑白皮15g，大黄6g（后下），芒硝3g（冲兑），瓜蒌10g，杏仁10g。

【功效】清肺化痰，通腑开结。

【主治】热壅肺气，蒸液成痰，痰热蕴肺，顺传阳明，腑实热结，而致喘促痰涌，腹满便秘者。

【用法】水煎服，每日1剂。

【经验】近来对急性呼吸窘迫综合征的研究认为，病由热毒闭肺，腑实热结，热郁血瘀，水湿犯肺所致。主张治以清热解毒，挫其邪热；通腑攻下，增加肺血流量及肺泡通气功能；宣肺利水，排除“湿肺”多余的水分，改善肺间质水肿，临床应用确有较好疗效。证明这些见解与暴喘热毒闭肺及热郁血瘀证、肺热腑结证的病机证治密切相关，同时还涉及痰饮犯肺致喘的治疗，为临床对暴喘的辨证，提供了客观依据。方中石膏、黄芩、桑白皮清肺；大黄、芒硝通腑；瓜蒌、杏仁化痰宽胸，平喘止咳。痰多喘急加葶苈子、竹沥、半夏，痰热伤津加南沙参、知母。〔周仲瑛.暴喘辨治心法［J］.中医文献杂志，1995（4）：23-24〕

周仲瑛：平喘固本汤（喘证）

【组成】党参15g，冬虫夏草2g（研冲），五味子6g，胡桃肉10g，坎炁2条，沉香3g（后下），磁石30g（包煎），紫苏子10g，款冬花10g，法半夏10g，橘红10g。

【功效】补肺纳肾，降气化痰。

【主治】暴喘属上盛下虚者。

【用法】水煎服，每日1剂。

【经验】暴喘属上盛下虚者病机表现有三：一是正虚痰盛。肺肾两虚，肺虚则气不化津而为痰，肾虚则水泛为痰，或脾肾阳气虚衰，而致痰饮（痰浊、寒痰）内生，亦可因肺肾阴虚灼津为痰，上逆于肺。二是寒热错杂。如肾阳虚于下，痰热阻于上，或肾阴虚于下，痰饮壅于上。三是正虚感邪。因正虚卫弱，故极易受邪，引起急性发作或加重，以致盛者愈盛，虚者愈虚，表现为本虚标实之候。治当化痰降逆，宣泄其上；补肾纳气，培益其下。上盛，当用紫苏子、款冬花、紫菀、白前、旋覆花、半夏、陈皮等。因痰气壅结者，降气宣肺化痰，加厚朴、白芥子；因寒饮伏肺者温肺化饮，加肉桂、细辛；因痰热郁肺者清肺化痰，加知母、海浮石、雪羹汤；外邪诱发伴有表证者，又当祛邪宣肺，辨其寒热配药。下虚，当用山茱萸、熟地黄、胡桃肉、坎炁、五味子、冬虫夏草等。因肾阳虚者温养下元，加附子、鹿角（胶）、钟乳石、补骨脂；因肾阴虚者滋填阴精，加生地黄、麦冬、当归、龟甲（胶）；若见肺肾气虚者加党参、黄芪、蛤蚧粉（另吞）；肺肾阴虚者加北沙参、玉竹。治下顾上，金水同调。如肾阳与肺阴交亏，肾阴与肺气交亏者，又须复合兼顾。〔周仲瑛．暴喘辨治心法［J］．中医文献杂志，1995（4）：23-24〕

周仲瑛：六安煎合加味旋花汤

【组成】紫苏子10g，白芥子10g，葶苈子10g，半夏10g，旋覆花10g（包煎），降香10g，桃仁10g，红花10g。

【功效】涤痰泻浊，活血化瘀。

【主治】内伤久病，咳喘反复发作，积渐加重，卒然突变，喘而气逆痰涌，面暗，唇甲青紫，舌紫，心慌动悸者。

【用法】水煎服，每日1剂。

【经验】如温邪上受，热毒闭肺，热壅血瘀，肺失治节，喘息气促，面青唇紫者，当在清热宣肺的基础上，酌配赤芍、牡丹皮、丹参、桃仁、绿茶叶等活血通脉；若热毒内陷，逆传心包，或肺热腑结，腑热上冲，出现神昏谵语变症者，则当在辨证分治的同时，配合清心开窍之品，加用安宫牛黄丸。

若痰瘀蒙蔽神窍，浊邪害清，烦躁昏昧，则当涤痰醒神，化瘀开窍，酌配远志、天竺黄、胆南星，或石菖蒲、丹参。区别痰热、痰浊之异分别加用凉开或温开之品。瘀阻水停身肿，可配苏木、泽兰、路路通、天仙藤、木防己、茯苓、万年青根，同时辨证选用温阳或益气之剂。如心肺阳虚，气不主血，还可骤然出现喘脱危症，喘急气涌，咳吐粉红色泡沫血痰，治应温阳化饮、益气通脉、救逆固脱，用四逆加人参汤、真武汤加减。〔周仲瑛.暴喘辨治心法［J］.中医文献杂志，1995（4）：23-24〕

周仲瑛：三黄石膏汤

【组成】麻黄 10g，薄荷 5g，石膏 30g，黄芩 10g，黄连 10g，淡豆豉 10g，黄柏 10g。

【功效】解表清里。

【主治】热毒闭肺，表邪未解；脏病传腑，由表入里，卫表之症未罢，里热已盛，喘急息粗，烦躁，身热汗少，有表闭现象者。

【用法】水煎服，每日 1 剂。

【经验】本方解表与清里并施，在清热宣肺方药中，配合辛散透表之品，使邪热从卫外达，以冀汗出热退喘平。若过用苦寒清泄，而肌肤灼热无汗，则热反郁遏难解。黄芩泻上焦之火，黄连泻中焦之火，黄柏泻下焦之火，而以麻黄、淡豆豉发散表邪，石膏体重，泻胃火，能解肌。表闭身热汗少、烦躁加栀子；咳嗽加前胡、杏仁；口渴加知母、天花粉、芦根。〔周仲瑛．暴喘辨治心法［J］．中医文献杂志，1995（4）：23-24〕

周仲瑛：小青龙汤

【组成】麻黄10g，芍药15g，细辛3g，干姜6g，炙甘草6g，桂枝10g，五味子6g，半夏10g。

【功效】解表散寒，温肺化饮。

【主治】寒痰（饮）蕴肺者易为风寒所乘，表现外寒内饮证。

【用法】水煎服，每日1剂。

【经验】慢性阻塞性肺病急性发作期以邪实为主，治疗重在缓解标急。外解表邪，内祛痰瘀，且应杂合以治，方能切合病情。若由喘致脱，邪实正虚，又当补肺纳肾、益气固脱。此时本虚已为当务之急，虽曰扶正固本，实际已是治标之计。现为中外皆寒，甚至因机体对外邪的反应能力低下，虽为感受邪热，仍可见邪从寒化者；阴虚痰热郁肺者，外邪又易从热化，表现为表里皆热。方中麻黄、桂枝相须为君，发汗散寒以解表邪，且麻黄又能宣发肺气而平喘咳，桂枝化气行水以利里饮之化。干姜、细辛为臣，温肺化饮，兼助麻黄、桂枝解表祛邪。然而素有痰饮，脾肺本虚，若纯用辛温发散，恐耗伤肺气，故佐以五味子敛肺止咳，芍药和营养血，二药与辛散之品相配，一散一收，既可增强止咳平喘之功，又可制约诸药辛散温燥太过之弊；半夏燥湿化痰，和胃降逆，亦为佐药。炙甘草兼为佐使之药，既可益气和中，又能调和辛散酸收之品。药虽八味，配伍严谨，散中有收，开中有合，使风寒解，水饮去，宣降复，则诸症自平。〔周仲瑛．慢性阻塞性肺病急性发作期的辨治要点［J］．江苏中医药，2006，27（7）：5-7〕

周仲瑛：越婢加半夏汤合麻杏石甘汤加减

【组成】麻黄10g，石膏30g，生姜3片，炙甘草6g，大枣5枚，半夏10g，杏仁10g。

【功效】解表清里，清肺化痰。

【主治】痰热郁肺，易为风热所伤者。

【用法】水煎服，每日1剂。

【经验】越婢加半夏汤以麻黄汤中桂枝、杏仁易为石膏，以脉大有热而加生姜、大枣，则发散之力微而且缓也，方中有石膏、半夏二味，协力建功，石膏清热，藉辛热亦能豁痰，半夏豁痰，藉辛凉亦能清热。麻黄配石膏，既能宣肺，又能泄热。杏仁，苦降肺气，止咳平喘，既助石膏沉降下行，又助麻黄泄肺热。炙甘草，顾护胃气，防石膏之大寒伤胃，调和麻黄、石膏之寒温。现为中外皆寒，甚至因机体对外邪的反应能力低下，虽为感受邪热，仍可见邪从寒化者；阴虚痰热郁肺者，外邪又易从热化，表现为表里皆热。基于反复感邪的病理根由是正虚，或耗气或伤阴，若气虚可配党参、黄芪、太子参，阴虚可配沙参、麦冬、知母。治疗时要做到祛邪不忘扶正，但又忌恋邪。〔周仲瑛.慢性阻塞性肺病急性发作期的辨治要点[J].江苏中医药，2006，27（7）：5-7〕

周仲瑛：三子养亲汤加味

【组成】半夏10g，白芥子10g，桔梗10g，莱菔子30g，葶苈子15g，海浮石10g，礞石15g，泽漆9g，皂荚3g，沉香3g（后下），紫苏子10g，陈皮6g，厚朴10g。

【功效】涤痰利肺。

【主治】咳喘属痰壅气闭之实证者。

【用法】水煎服，每日1剂。

【经验】三子养亲汤中白芥子温肺利气，快膈消痰；紫苏子降气行痰，使气降而痰不逆；莱菔子消食导滞，使气行则痰行。寒痰可加干姜、细辛，热痰加知母、黄芩、竹沥，肺热腑实加大黄、风化硝。皂荚祛痰开闭，用于痰喘风闭、顽痰壅塞气道、黏稠难咳、胸满、气逆、闷塞欲绝之急症。方源《金匮要略》之皂荚丸，虽属劫夺之品，却有开上导下、利肺通腑之神功，周老用于咳喘痰壅气闭之实证，屡获奇效。每次用量2~3g，可入煎剂，或配入丸散中。〔周仲瑛．慢性阻塞性肺病急性发作期的辨治要点［J］．江苏中医药，2006，27（7）：5-7〕

周仲瑛：猴枣散

【组成】羚羊角3g，麝香1.2g，猴枣12g，煅月石3g，沉香3g，川贝母6g（去心），青礞石3g（煅成绛色，水飞），天竺黄9g（飞）。

【功效】清热豁痰，息风解痉。

【主治】慢性阻塞性肺病急性发作期痰热闭肺证，症见喘促气粗，胸满胁胀，痰涎壅盛，甚则动风痉厥者。

【用法】上药各取净粉，除麝香、沉香外，先将其余药粉充分和匀，研至极细，随后加入麝香、沉香二味细粉和匀，瓶装固封。每次服0.3～0.6g，每日1～2次，用温开水送服。

【经验】猴枣散常用于儿科，小儿上呼吸道感染、肺炎、哮喘等属痰热证者，痰热甚而出现动风痉厥者均可用之。周老用本方治疗慢性阻塞性肺病发作期痰热闭肺证。方中猴枣为猴科动物猕猴等内脏的结石，消痰镇惊，清热解毒，善治痰热喘嗽，小儿惊痫；青礞石秉金石之质，剽悍之性，下气逐痰，平肝镇惊，能攻逐陈积伏匿之顽痰老痰；天竺黄归心、肝经，清热化痰，清心定惊；羚羊角平肝息风，清热镇惊，解毒，治热病神昏痉厥；麝香开窍醒神；月石又名硼砂，为硼酸盐类硼砂族矿物，功能清热消痰、解毒防腐，善治实热所致咽喉肿痛、口舌生疮等；川贝母润肺清热止咳；沉香降气，气降而火消。〔周仲瑛.慢性阻塞性肺病急性发作期的辨治要点［J］.江苏中医药，2006，27（7）：5-7〕

周仲瑛：涤痰汤合通窍活血汤

【组成】半夏10g，南星10g，天竺黄10g，炙远志6g，陈皮6g，茯苓12g，菖蒲10g，郁金10g，丹参10g，赤芍10g，川芎10g，桃仁10g，红花10g，麝香0.1g（分冲）。

【功效】涤痰泻浊，化瘀开窍。

【主治】痰瘀壅肺，肺失吸清呼浊之职，浊邪害清，上蒙神机，以致神志淡漠，恍惚，烦躁，昏昧，面暗，唇紫，喘促气逆，痰黏难咳，舌质紫、苔浊腻，脉细滑数。

【用法】水煎服，每日1剂。

【经验】丹参、茯苓补心益脾而泻火，陈皮、南星、半夏清利热燥而祛痰，菖蒲开窍通心，使痰消火降，则经通而舌柔矣。〔周仲瑛.慢性阻塞性肺病急性发作期的辨治要点［J］.江苏中医药，2006，27（7）：5-7〕

周仲瑛：泽漆汤加减

【组成】苏木10g，泽兰10g，路路通10g，当归10g，丹参10g，桃仁10g，茯苓15g，泽泻10g，汉防己10g，泽漆9g，万年青根9g，蟾皮1.5g，茶树根30g。

【功效】化瘀利水。

【主治】痰瘀壅阻气机，脉络不通，气化失宣，津液失于输化，致血瘀水停，身肿足浮，腹满，喘急咳逆，心慌动悸，颈脉动甚，面唇、爪甲、舌质暗紫，脉来三五不调，表现肺心同病之候。

【用法】水煎服，每日1剂。

【经验】《圣济总录》泽漆汤由泽漆、防己、葶苈子、郁李仁、百合、陈皮、桑白皮、木通、赤茯苓组成，主治三焦不调，上乘于肺，时发喘咳，身体浮肿，坐卧不安。本方取泽漆汤之泽漆、防己、茯苓三味，合苏木、泽兰、路路通、泽泻、万年青根、茶树根、蟾皮、当归、丹参、桃仁等通利活血强心药味而成，苏木咸能入血，辛能走络，功能活血祛瘀消肿。《血证论》治产后败血乘肺，气喘目黑，鼻起烟煤者用参苏饮，取人参、苏木二味，一补肺气，一降瘀血。用苏木治肺心喘满、咳逆胸胀、面浮色紫之症，亦获显效。泽漆辛苦而凉，功能行水消肿、祛痰散结，主治水肿腹满、痰饮喘咳、瘰疬等症。苏木合泽漆，祛痰散结以行水，相得益彰。万年青根、茶树根强心利尿，清热解毒，前者止血，后者活血。蟾皮清热解毒，利水消胀，亦善治慢性气管炎。〔周仲瑛．慢性阻塞性肺病急性发作期的辨治要点［J］．江苏中医药，2006，27（7）:5-7〕

周仲瑛：咳喘方

【组成】蜜炙麻黄4g，炙桂枝6g，淡干姜3g，细辛3g，法半夏10g，炒白芍10g，五味子3g，炙甘草3g，炙紫菀10g，炙款冬花10g，炒苏子10g，佛耳草15g，桔梗5g。

【功效】温肺化饮，宣畅肺气。

【主治】咳喘。

【用法】水煎服，每日1剂。

【经验】本方以温肺化饮之小青龙汤为主方，以蜜炙麻黄散肺寒、驱邪气、宣肺气、平喘咳为君，桂枝、干姜、细辛、半夏温肺化饮降逆，紫菀、款冬花化痰止咳，五味子、白芍收敛肺气，配合炒苏子降气止嗽化痰，佛耳草祛痰、止咳、平喘，桔梗、甘草宣畅肺气。诸药合用，温肺散寒，宣利肺气，止咳化痰。〔陈凯佳．咳喘证［M］．北京：中国医药科技出版社，2013，115-118〕

郭子光：麻杏石甘三虫汤

【组成】全蝎10g（洗），僵蚕10g，地龙10g，麻黄10g，生石膏30g（先煎），杏仁10g，生甘草6g，黄芩20g，炙枇杷叶15g，鱼腥草20g，炙紫菀10g，桃仁10g。

【功效】疏风清热，化痰通络。

【主治】喘证，证属肺失宣降、痰浊阻滞、气滞血瘀。

【用法】水煎服，每日1剂。

【经验】本方由三虫汤合麻杏石甘汤加味而成。方中三虫搜剔络脉，搜风止痉挛，止咳有奇效；麻杏石甘汤宣降肺气，治风热咳嗽；黄芩、鱼腥草清肺热；炙枇杷叶、炙紫菀止咳；桃仁活血。全方协同，共奏顿挫咳喘之功。〔谢巧珍．运用郭子光“三虫汤”加味治验［J］．四川中医，2000，24（8）：39〕

裘沛然：小青龙汤加减

【**组成**】麻黄12～15g，桂枝10～20g，细辛6～12g，干姜9～15g，龙胆草9～15g，黄芩12～30g，甘草9～15g，五味子9～12g，桃仁、杏仁各12g，制半夏15g，紫菀15g，前胡12g，枳壳15g。

【**功效**】辛温蠲饮，苦寒泻肺。

【**主治**】喘证，喘息性支气管炎、哮喘、慢性支气管炎。

【**用法**】每日1剂，水煎分2次服。

【**经验**】裘老主张喘证应以辛温蠲饮、苦寒泻肺为大法。“肺欲辛”，辛能散邪结，温可化痰饮；苦能降上逆之肺气，亦可清内蕴之痰热。历代医家治疗此疾有许多经验良方，裘老首推仲景小青龙汤。本方乃小青龙汤变法，伍黄芩、龙胆草以清肺中蕴热，与麻黄、桂枝等辛苦相合，清宣并用；伍桃仁、杏仁药对，止咳化痰，通利肺气；甘草是一味止咳化痰良药，即使胸满痰涌之证，但用无妨。龙胆草、黄芩降肺气、清痰热，与细辛、干姜相伍，寒温并用，相辅相成，为裘老惯用的配伍方法，对慢性支气管炎属寒热兼夹之证颇效。裘老擅长用细辛，且用量较大，认为细辛既可发散表寒，又能内化寒饮，并有止嗽之功，一药三用，其功颇宏。《长沙药解》认为细辛能“敛降冲逆而止咳，驱寒湿而荡浊，最清气通，兼通水源，温燥开通。利肺胃之壅阻……与止咳嗽”；枳壳利气宽胸，古贤所谓“治痰先理气”是也；余药皆为化痰止咳之品。如气喘较剧，加葶苈子、白芥子、苏子；痰多加竹沥、南星；肢肿加猪苓、茯苓、车前子；

气虚加党参、黄芪；肾虚加补骨脂、巴戟天等。〔邱德文，沙凤桐，熊兴平.中国名老中医药专家学术经验集［M］.贵阳：贵州科技出版社，1996，36〕

颜正华：麻黄汤

【组成】炙麻黄3～10g，桂枝、苦杏仁各10g，炙甘草5g。

【功效】宣降肺气，平喘止咳。

【主治】风寒实喘者，以气喘、咳嗽、痰白而稀、口不渴、脉浮数为主症，初起多兼恶寒、头痛、无汗等症。

【用法】水煎服，每日1剂。

【经验】颜老认为，实喘又有风寒实喘和痰浊实喘之别。风寒实喘如表虚自汗，脉浮缓者，颜老喜用桂枝加厚朴杏子汤。处方：桂枝、白芍、厚朴、苦杏仁各10g，炙甘草5g，生姜3片，大枣3枚。如风寒在表，肺有郁热，咳喘汗出，口渴烦闷，甚则身热不退，气急鼻煽者，宜宣肺、泄热、平喘。颜老喜用麻杏石甘汤加味。处方：炙麻黄5～10g，苦杏仁10g，生石膏30g，炙甘草6g。痰多者加浙贝母10g、瓜蒌20g；舌绛阴伤者加鲜生地黄30g、玄参12g、麦冬15g。〔吴嘉瑞，张冰．国医大师颜正华教授治哮喘常用方药及验案举例［J］．新中医，2010，42（2）：107-108〕

颜正华：苏子降气汤加减

【组成】紫苏子、半夏、苦杏仁各10g，肉桂3g，橘红、厚朴、前胡、当归、炙甘草各6g。

【功效】降气化痰平喘。

【主治】痰浊实喘偏于寒者，以喘咳痰多、痰白而稀、胸中满闷、舌苔白腻、脉滑为主症。

【用法】水煎服，每日1剂。

【经验】本方由苏子降气汤去姜、枣、桂枝，加肉桂、苦杏仁而成。肉桂辛、甘，性热，入肾、脾、膀胱经，取其补元阳、暖脾胃、除积冷、通血脉之功效。〔吴嘉瑞，张冰．国医大师颜正华教授治哮喘常用方药及验案举例［J］．新中医，2010，42（2）：107-108〕

颜正华：清气化痰汤

【组成】制半夏、胆南星、黄芩、苦杏仁、紫苏子、竹茹各10g，茯苓、瓜蒌各30g，陈皮、枳实各6g。

【功效】清热化痰，降气平喘。

【主治】痰浊实喘偏于热者，以喘咳痰多、痰黄而稠、烦热口干、苔黄腻、脉滑数为主症。

【用法】水煎服，每日1剂。

【经验】本方乃涤痰汤合小陷胸汤加减方，涤痰汤为除痰之剂，本治风痰，本方去其开窍通心之石菖蒲、补心益脾之人参、甘草；小陷胸汤为清热化痰剂，主治痰热互结，本方取制半夏化痰开结，瓜蒌荡热涤痰，宽胸散结，黄芩善清肺热，故以之易黄连。加苦杏仁、紫苏子降气止咳平喘。〔吴嘉瑞，张冰．国医大师颜正华教授治哮喘常用方药及验案举例［J］．新中医，2010，42（2）：107-108〕

颜正华：生脉饮加减

【组成】南沙参、北沙参、玉竹各12g，五味子9g，麦冬、甜杏仁各10g，川贝母6g。

【功效】补气生津，平喘。

【主治】喘促气短，自汗恶风，口干，苔少，脉细弱者。

【用法】水煎服，每日1剂。

【经验】南沙参、北沙参均味甘，性微寒，入肺、胃经，功能养阴清肺、益胃生津，治肺热燥咳、阴虚劳嗽，以及阴虚津伤的口干舌燥等症。南沙参为桔梗科植物，兼能益气祛痰；北沙参源于伞形科植物，清养肺胃作用稍强。玉竹养阴、润燥、清热、生津、止咳，五味子敛肺、滋肾、生津，麦冬、甜杏仁、川贝母均清润之品。全方益气养阴，清肺润肺，敛肺平喘。〔吴嘉瑞，张冰．国医大师颜正华教授治哮喘常用方药及验案举例［J］．新中医，2010，42（2）：107-108〕

颜正华：都气丸合生脉饮加减

【组成】生地黄、南沙参各 12g，山茱萸、山药、五味子、麦冬各 10g，西洋参 6g。

【功效】补肾阴，纳肾气。

【主治】肾阴不足，肾不纳气证，以喘促日久、动则喘甚、气不得续、多汗、咽干口燥、舌红、脉细数为主症。

【用法】水煎服，每日 1 剂。

【经验】本方以都气丸去“三泻”滋肾纳气，生脉饮益气复脉、养阴生津，合桔梗科植物南沙参养阴清热，润肺化痰。〔吴嘉瑞，张冰．国医大师颜正华教授治哮喘常用方药及验案举例［J］．新中医，2010，42（2）：107-108〕

颜正华：金匮肾气丸加减

【组成】熟地黄、山茱萸、五味子、补骨脂各10g，肉桂3g，胡桃肉15g，红人参6g，蛤蚧尾1对（研末，分吞服），或用蛤蚧身6g。

【功效】补肾阳，纳肾气。

【主治】肾阳不足，肾不纳气证，以喘促日久、动则喘甚、气不得续、汗出、肢冷、舌淡、脉细弱为主症者。

【用法】水煎服，每日1剂。

【经验】本方为金匮肾气丸合四神丸、人参蛤蚧散加减，补肾温阳，滋肾敛阴，纳气平喘。久病及肾，虚寒治以温补。〔吴嘉瑞，张冰.国医大师颜正华教授治哮喘常用方药及验案举例［J］.新中医，2010，42（2）：107-108〕

颜正华：慢性支气管炎方

【组成】紫苏子10g（打碎），杏仁10g（打碎），炒莱菔子12g，旋覆花10g（包煎），白前10g，白果10g（打碎），紫菀10g，沉香面4g（分吞），五味子6g（打碎），党参10g。

【功效】降气平喘，佐以益气。

【主治】慢性喘息性支气管炎，证属肺失肃降，兼有气虚，症见喘息无痰，乏力，倦怠，舌红少苔，脉弦滑，兼有高血压病史者。

【用法】水煎服，每日1剂。

【经验】慢性喘息性支气管炎临床比较难治。麻黄为平喘要药，本病以喘为主，本当选用，然其含麻黄素能升高血压，故舍麻黄不用，投以《韩氏医通》之三子养亲汤。是方由紫苏子、莱菔子、白芥子组成，其中白芥子辛辣燥热，无痰者则可以杏仁代之，并配伍白果、白前、旋覆花、沉香、紫菀等，以增强药力。动则加重，且乏力倦怠，为气虚之兆，故用五味子、党参等益气扶正。若服后大便稀，去滑肠之杏仁、紫苏子，加茯苓、泽泻健脾实便。〔刘祖发，谢小红．呼吸疾病古今名家验案全析［M］．北京：科学技术文献出版社，2007，323-324〕

第5章 肺痈

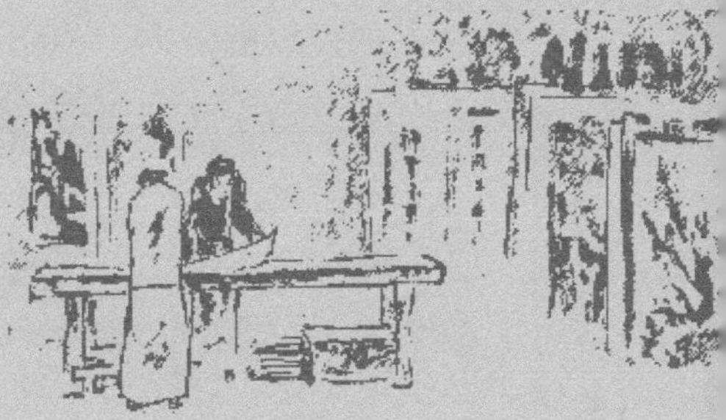

肺痈是肺叶生疮，形成脓疡的一种病证，属内痈之一。临床以咳嗽、胸痛、发热、咳吐腥臭浊痰，甚则脓血相间为主要特征。多发于青壮年，本病分初期（表证期）、成痈期、溃脓期、恢复期等4期，少数患者脓毒不净，邪恋正虚，日久不愈而转为慢性。治疗以祛邪为原则，清热解毒、散结消痈、化瘀排脓。初期清肺散邪，成痈期清热解毒、化瘀消痈，溃脓期排脓祛毒，恢复期益气养阴，邪恋正虚则扶正祛邪。现代医学的肺脓肿及化脓性肺炎、肺坏疽、支气管扩张、支气管囊肿、肺结核空洞伴化脓感染而表现为肺痈者，可参照本章辨治。

本章收录了朱良春、任继学、李振华、李辅仁、何任、张灿玾、周仲瑛、郭子光等国医大师治疗本病的验方15首。朱良春常用清肺、泻肺、润肺结合解毒、化痰、排脓、祛瘀、止咳之法，用单方金荞麦根治疗本病，疗效显著；任继学治以补气养血，托里透脓；李振华认为治当清肺泄热，祛痰止咳，止血；李辅仁认为急性期不要伤及脾胃和津液，恢复期应培土生金；何任主张清热解毒、下痰

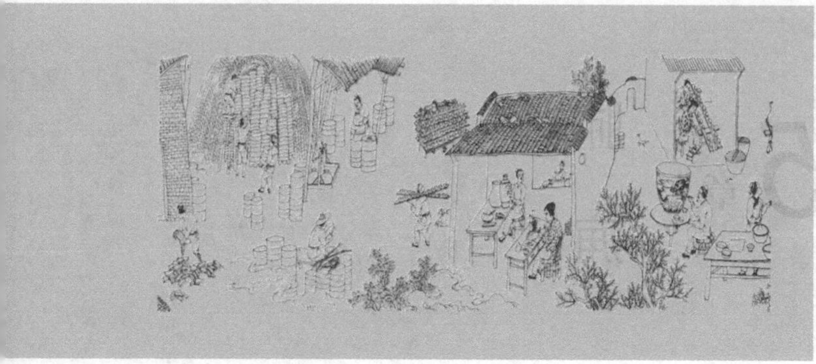

定嗽，运用陈年芥菜卤汁治疗肺痈颇有效用，视其为“中国早期发明的青霉素”；张灿玾主张清肺解毒，养阴生津，利气祛痰；周仲瑛注重清热散结、解毒排脓，指出清肺解毒法适用于病变的全过程，可结合各个病期分别配伍解表、化瘀、排脓、补肺等法；郭子光认为蜀人嗜辛辣，不论脉症，一律从痰热论治。

朱良春：治肺痈单方

【组成】金荞麦根250g。

【功效】清热解毒，化瘀排脓。

【主治】肺脓疡，或急性咽炎、扁桃体炎、痢疾、痈疽肿毒、风湿痹痛、赤白带下、蛇犬咬伤等病。

【用法】用瓦罐密封，隔水蒸煮为棕色液体，约1000mL，每服40mL，1日3次。若制成片剂，每服5片，1日3次，效果亦佳。

【经验】金荞麦即蓼科植物之野荞麦，具有清热解毒、润肺补肾、活血化瘀、软坚散结、健脾止泻、收敛消食、祛风化湿之功。现代药理研究表明，本品系一种新抗感染药，有抗感染、解热、抑制血小板聚集和增强巨噬细胞吞噬功能等作用。它虽然不直接杀菌，但可通过调节功能，提高免疫力，降低毛细血管通透性，减少炎性分泌，改善局部血液循环，加速组织再生和修复过程，从而达到痊愈的目的。患者在服药后，每见咳痰增多，由于脓痰大量排出，热挫纳增，空洞也随之缩小，液平消失，病灶逐步吸收而痊愈。剧者加黄酒一半，与水共煎煮，可增药效。〔张方胜．中华传世医方上卷（一、二）［M］．北京：科学技术文献出版社，1999，261〕

朱良春：补肺粉

【组成】白及240g，浙贝母、川百合各90g。

【功效】润肺化痰，清热止血。

【主治】肺痈恢复期。

【用法】共研细末，加白糖和匀调服，1日3次，每次10g。

【经验】偏阴虚加麦冬、北沙参各60g；偏气虚加炙黄芪、太子参各60g。〔何绍奇．现代医学内科学［M］．北京：中国医药科技出版社，1991，221〕

朱良春：麻杏石甘汤加味

【组成】 生麻黄4.5g，生石膏12g（研末另吞），杏仁12g，粉甘草4.5g，桔梗6g，黄芩6g，鲜芦根30g，桑白皮9g，葶苈子6g，杭白芍9g。

【功效】 清热泻肺，平喘止咳。

【主治】 肺痈，症见平卧则喘，痰有铁锈色，左胁痛，初起战栗，壮热神蒙。

【用法】 水煎服，早晚各1次。

【经验】 麻杏石甘汤用于外感风邪，邪热壅肺证。鲜芦根清热泻火；黄芩、桑白皮善清肺热；桔梗宣肺祛痰排脓；葶苈子泻肺降气，祛痰平喘，利水消肿；喘咳可有支气管痉挛，杭白芍柔肝解痉。全方宣肺清热、祛痰排脓、平喘解痉，对于咳嗽引起的胁肋疼痛亦有止痛作用。〔陈子杰，薛飞飞．名医妙方［M］．北京：北京科学技术出版社，2009，18〕

任继学：自拟治肺痈方

【组成】炙黄芪15g，白芷10g，天花粉15g，桔梗10g，漏芦20g，露蜂房20g，当归15g，白芍10g，生地黄10g，白薇15g，金银花50g，鹿胶5g，木芙蓉叶15g。

【功效】补气养血，托里透脓。

【主治】肺痈溃脓期，症见胸痛，咳吐腥臭脓痰，发热，头晕，气短，舌红苔黄腻，脉弦滑。

【用法】水煎服，每日1剂。

【经验】炙黄芪补气固表，利尿托毒，排脓，敛疮生肌，配当归、白芍、生地黄养血滋阴；鹿胶大补精血，扶正以祛邪；白芷祛风除湿，活血排脓，生肌止痛；桔梗祛痰利咽，宣肺排脓，补气血；金银花、露蜂房清热解毒；白薇清热凉血，利尿通淋，解毒疗疮；木芙蓉叶凉血，解毒，消肿，止痛；漏芦清热解毒，消痈，舒筋通脉。全方清热解毒凉血而兼宣通，用药较为平和，祛邪不伤正。〔程玉书，刘爱东，杨松柏．任继学教授治愈肺痈1例［J］．吉林中医药，1994（6）：8〕

李振华：苇茎汤加味

【组成】苇茎30g，生薏苡仁30g，桃仁9g，冬瓜仁18g，桔梗9g，鱼腥草30g，黄芩9g，连翘12g，金银花15g，川贝母9g，白及9g，甘草6g。

【功效】清肺泄热，祛痰排脓。

【主治】肺痈，热壅血瘀，腐肉伤络。症见咳吐大量黄绿色脓性痰，有时痰中带血，或有腥臭味。咽干口渴，或兼恶寒发热，头痛身困，小便色黄，食欲减退。舌苔黄腻，脉弦滑数。

【用法】水煎服，每日1剂。

【经验】本证系肺有蕴热，复因外感风热，以致肺热更盛，热壅血瘀，腐肉伤肌，灼伤脉络，而出现以上症状。方中苇茎、黄芩清肺泄热；连翘、金银花、鱼腥草、甘草清热解毒；桃仁、冬瓜仁活血逐瘀；川贝母、桔梗、生薏苡仁、白及化痰利湿、清热止血。如胸痛，加枳壳9g；发热重，加葛根12g；头晕头痛，加菊花12g；咯血多，加白茅根30g、黑地榆12g。〔李郑生，郭淑云．国医大师李振华［M］．北京：中国医药科技出版社，2011，95〕

李辅仁：清肺汤

【组成】芦苇根30g，炙麻黄3g，杏仁10g，生石膏30g（包煎），葶苈子5g（包煎），半夏曲10g，红枣10g，冬瓜仁15g，生薏苡仁15g，桑白皮10g，地骨皮10g，炙前胡10g，西洋参3g（另煎兑入），羚羊角粉0.5g（分冲），甘草3g。

【功效】清肺定喘，化痰止咳。

【主治】肺脓疡，亦可用于肺炎、急性支气管哮喘、急性气管炎等。

【用法】水煎服，每日1剂。

【经验】本方为麻杏石甘汤合葶苈大枣泻肺汤为主方，加芦苇根、地骨皮、羚羊角粉以退其热，佐炙前胡、桑白皮以止咳祛痰，冬瓜仁、生薏苡仁化湿消痈。另煎西洋参以护心益气。李老认为："肺主治节作用，在老年病防治中居首要地位，也是生死第一关。"患者如有冠心病史，可用淡豆豉，减去麻黄，加鱼腥草；热退加玄参养阴生津。急性期注意不要伤及脾胃和津液；在恢复期，李老拟培土生金汤，药用太子参、炒白术、砂仁、茯苓、甘草、清半夏、陈皮、生薏苡仁、冬瓜仁、麦冬以健脾益肺，养阴和胃。高龄老年人患肺炎后可无其他症状，而多见嗜睡，这种情况应引起医者和家属的密切注意。〔崔应珉，陈明，谢辉.名医方证真传[M].北京：中国中医药出版社，1996，45〕

何 任：银花大具汤

【组成】干芦根20g，薏苡仁20g，桃仁10g，冬瓜仁10g，沙参15g，麦冬10g，生甘草6g，玄参10g，浙贝母15g，金银花15g，连翘15g，桔梗10g，百部15g，蒲公英15g。

【功效】清热解毒。

【主治】肺痈，症见吐脓血、胸痛等。

【用法】水煎服，每日1剂。

【经验】一般肺痈成痈期常用千金苇茎汤合如金解毒散，溃脓期常用加味桔梗汤，恢复期常用沙参清肺汤合竹叶石膏汤。本方为千金苇茎汤加味方，何老用治肺痈吐脓、胸痛者，随症加减，常有明显治效，不比抗生素差。方中苇茎汤清肺化痰，逐瘀排脓；桔梗助其排痰排脓，金银花、连翘助其清热解毒；肺热阴伤，以沙参、麦冬养阴清热，百部润肺；浙贝母配玄参则善消痰火郁结。〔何任．何任临床经验辑要［M］．北京：中国医药科技出版社，1998，22〕

何　任：治肺痈单方

【组成】陈年芥菜卤汁。

【功效】清热，下痰，定嗽。

【主治】肺痈，症见咳痰腥臭者。

【用法】煎沸，候温，缓缓呷一小盅。

【经验】明代常州天宁寺用大缸放芥菜，先日晒夜露，使之霉变，长出绿色的霉毛来，长达三四寸，即“青霉”，再将缸密封，埋入泥土之中，十年后开缸，缸内的芥菜完全化为水，霉毛也不见了，名为“陈芥菜卤”。专治高热病证，如小儿“肺风痰喘”（小儿肺炎），以及化脓性呼吸系统疾病，有人视其为“中国早期发明的青霉素”。本方颇有效用，属肺热咳嗽者最为相宜。〔何任．何任临床经验辑要［M］．北京：中国医药科技出版社，1998，22-23〕

张灿玾：肺痈清解方

【组成】玄参12g，金银花15g，麦冬10g，当归10g，白芍10g，薏苡仁10g，甘草6g。

【功效】清肺解毒，兼护肺阴。

【主治】肺痈咳嗽，痰中有血，发热，痰色黄，有时带血或脓样物，味臭恶，胸部隐痛，口干，舌红苔黄，脉浮数有力。

【用法】水煎服，每日1剂。

【经验】此证先由外感引发，肺气不宣，邪郁于肺，酝酿化热，伤及血络，欲作肺痈。时已无表证，急宜清肺解毒，兼护肺阴，免致火灼。在治疗方面，宋代著作中，在继承前人经验的基础上，又注意到用清泄肺热之药，如黄芩、桑白皮等，待至清代《石室秘录》一书中，强调重用具有清热解毒作用的金银花，具有重要意义。从而对肺痈的治疗，以排脓祛痰、养阴凉血、清热解毒三法为主要治疗原则。本方特以《石室秘录》方为主，加用养阴理血之当归、白芍而成，临床上获得满意效果，亦可为证也。〔张灿玾．张灿玾医论医案纂要［M］．北京：科学出版社，2009，241〕

张灿玾：清肺汤

【组成】天冬9g，麦冬9g，知母9g，川贝母9g，陈皮9g，黄芩9g，桑白皮6g，瓜蒌仁6g，枳壳6g，桔梗6g，金银花9g，沙参9g，玄参9g，甘草6g。

【功效】清泄肺热，养阴生津，利气化痰。

【主治】肺痈，肺热咳嗽，痰多，时有恶臭，痰黏稠，口渴，舌红苔黄，脉浮洪。

【用法】水煎服，每日1剂。

【经验】清肺汤，原出自《医宗金鉴·杂病心法要诀》，原方含天冬、麦冬、橘皮、黄芩、桑白皮、知母、贝母、甘草。本方原治肺燥热咳嗽，组合甚为得体。方中以二冬之甘寒清润，加以黄芩、桑白皮之苦泄，以除肺之燥热；以贝母、陈皮化痰止咳，且陈皮之辛香复有利气之功，又可缓甘药之腻；生用甘草，既可合众药，又具泻热之力也。本方加瓜蒌仁祛痰，玄参、沙参甘寒清热养阴，枳壳、桔梗利气宽胸，金银花清热解毒，借群队之力，综合以治，可适当兼顾多方面病变。最后以丸药收功，余蕴之邪，缓以图之，优于急治也。〔张灿玾．张灿玾医论医案纂要［M］．北京：科学出版社，2009，242〕

周仲瑛：如金解毒散

【组成】黄连 4g，黄芩 4g，黄柏 4g，山栀 4g，桔梗 6g，甘草 9g。

【功效】清肺消痈，降火解毒。

【主治】适用于肺痈病变的全过程，但需结合各个病期分别配伍解表、化瘀、排脓、补肺等法。尤宜于成痈期热毒蕴肺，身热、振寒、胸满烦躁、脉滑数者。

【用法】共研细末，每次 3g，口服，每日 2～3 次。

【经验】药理实验证明黄芩、黄连、黄柏等均有制菌作用，其疗效机制与当今所称之抗菌、抗感染相类同。因初期（表证期）仅见一般风热犯肺的肺卫表证，病的特异症尚不典型。当进入成痈期，症状、体征已经明显，结合有关检查，可为辨病提供依据，应用清肺解毒法具有较强的针对性，每可使痈肿得到不同程度的消散，减轻病情，缩短病程；溃脓期虽以排脓为要着，但因脓毒蕴肺，清肺解毒亦应同时并重；至于恢复期虽属邪去正虚，但往往余毒不净，故在养阴补肺的同时，还当酌情兼清脓毒，如邪恋正虚则尤应重视。《景岳全书》如金解毒散即属清肺消痈、降火解毒的代表方，曰："此方乃降火解毒之剂也，凡发热烦渴，脉洪大者，用之即效。"

加减应用：初期，表证明显时可配豆豉、薄荷、牛蒡子、连翘、竹叶；热毒盛者配金银花、蒲公英、紫花地丁、鱼腥草（后下）、芦根；痰热重者配贝母、知母、天花粉。〔周仲瑛．肺痈证治述要［J］．浙江中医学院学报，1986，10（3）：1-2〕

周仲瑛：犀黄丸加味

【组成】西牛黄0.9g，乳香30g，没药30g，麝香4.5g，红藤90g，赤芍45g，牡丹皮36g，桃仁30g。

【功效】化瘀散结。

【主治】肺痈成痈期。

【用法】共研细末为丸，忌火烘，晒干。每用陈酒送下9g，临卧时服。

【经验】因成痈化脓的病理基础主要在于血滞，如喻昌即倡“肺痈毒结有形之血，血结者宜骤攻”的论点。《备急千金要方》苇茎汤中之桃仁，即为化瘀散结消痈而设，《外科证治全生集》方犀黄丸中的乳香、没药、麝香，更属活血消痈、通瘀散结之专用药，君以西牛黄，对热毒瘀结者，用之甚佳；红藤活血消痈，赤芍、牡丹皮凉血散结，均可选用。若见咯血或脓血相兼，可用三七粉吞服；溃后脓泻不畅，可加穿山甲片以逐瘀；疮口久延不敛，可加合欢皮活血疗疮。凡风热、痰热郁肺，热壅血滞，痰滞热毒互结，胸胁胀痛，呼吸不利者当急用之，以求痈肿得到部分消散，已成脓者配合用之，亦有一定的消散作用。但溃脓期因肺伤络损而咯血色鲜量多者，则不宜单行单散，当取化瘀止血之品。大咯血时当防窒息之变。

联系西医学病理知识理解，凡因感染性栓子（吸入性、血源性）进入肺内，阻塞细支气管或肺的小血管，局部血流受阻，远端的肺组织凹陷，可致血阻气滞；随栓子进入的细菌发生繁殖，肺组织发炎，则进而热壅血瘀，如趋向坏死和化脓，则表现为瘀热内蕴，蒸液成痰，热毒壅盛，血败肉腐的病理变化。应用化瘀散结法有利于疏通血脉，改变瘀阻所导致的缺氧，从而切断炎症的病理环节。〔周仲瑛.肺痈证治述要[J].浙江中医学院学报，1986，10(3)：1-2〕

周仲瑛：桔梗汤

【组成】桔梗 10 ~ 15g，甘草 20 ~ 30g。

【功效】排脓泻浊。

【主治】肺痈脓成溃破阶段。

【用法】水煎服，每日 1 剂。

【经验】《金匮要略》桔梗汤可以作为排脓之主方，后世多在本方之基础上加味组成新方，如《医学心悟》加味桔梗汤即系本方加贝母、橘红、金银花、薏苡仁、葶苈子、白及，《外科正宗》肺痈神方与此大同小异，方中无薏苡仁，而用黄芪。原方桔梗量为甘草之半，桔梗为强有力之祛痰药，排脓力强，实践证明用量应比常规剂量为大，为 10 ~ 15g。同时可取苇茎汤中之桃仁、冬瓜仁以增强泻浊排脓作用；脓出不畅可加皂角刺以透脓；若气虚无力排脓，可加生黄芪扶正托脓；如痰浊脓毒壅盛，胸部满胀，喘不能卧，咳吐臭浊脓痰，大便秘结，脉数实者，轻则处方中加入葶苈子泻肺泻浊，重则另加用桔梗白散峻下排脓（桔梗、贝母各 3 份，巴豆霜 1 份），每日服 0.6g，药后可见吐下，如下不止，饮冷水 1 杯，体弱者禁用。〔周仲瑛．肺痈证治述要［J］．浙江中医学院学报，1986，10（3）：1-2〕

周仲瑛：沙参清肺汤

【组成】北沙参15g，黄芪30g，太子参15g，合欢皮10g，白及10g，甘草6g，桔梗10g，薏苡仁30g，冬瓜仁10g。

【功效】养阴补肺。

【主治】肺痈恢复期，溃后热退、咳减、痰少，表现为正虚阴伤气耗之证。

【用法】水煎服，每日1剂。

【经验】本病临床所见，一般以热毒伤阴者为多，故治法多取养阴补肺，同时兼清脓毒，以促使病灶的加快愈合。药用北沙参养肺阴，太子参、黄芪补气生肌，佐以冬瓜仁、薏苡仁化痰泻浊，合欢皮解郁消痈，桔梗、甘草排脓排痰，白及敛疮生肌。血虚加当归养血和络；溃处不敛加阿胶、白蔹敛补疮口；脾虚食少便溏者，可配白术、山药、茯苓以补脾助肺。若邪恋正虚，脓毒不净，咳吐脓血，迁延不已，或痰液一度清稀而复转臭浊，病情时轻时重，因指端缺氧而致发绀、呈杵状指，表现"指甲紫而带弯"(《张氏医通》)等慢性病征象者，尤须重视脓毒的清除，宜配伍鱼腥草、金荞麦根、败酱草、桔梗、甘草等解毒排脓之品，与扶正托脓法合用，切忌单纯补敛而致留邪。

其他如单方陈芥菜卤，每用半茶杯，每日2～3次，炖热服，或用沸豆浆冲服；鲜薏苡根适量，捣汁，炖热服，每日3次。均为祛除腥臭脓浊痰的有效验方。〔周仲瑛.肺痈证治述要［J］.浙江中医学院学报，1986，10（3）：1-2〕

郭子光：肺部感染方

【组成】苇茎30g，薏苡仁30g，桃仁15g，冬瓜仁15g，瓜蒌壳20g，法半夏15g，黄芩20g，桔梗12g，鱼腥草30g，白花蛇舌草30g。

【功效】清热化痰，消痈排脓。

【主治】痰热壅滞之气管、肺部感染（如急慢性支气管炎、支气管扩张、肺下部感染等）。

【用法】水煎服，每日1剂。

【经验】蜀人嗜辛辣，外感久咳病证多从热化，常表现为痰热结滞之“结胸”或属“肺痈”范围，不论脉症如何，一律从痰热论治，概以本方治之。小陷胸汤由黄连、半夏、瓜蒌实（全瓜蒌）组成，鉴于黄芩更擅清肺火及上焦之实热，乃用其替换黄连，瓜蒌壳长于清肺化痰、利气宽胸，故用之替换瓜蒌实。《备急千金要方》苇茎汤由苇茎（与芦根同性）、薏苡仁、桃仁、瓜瓣（冬瓜仁）组成。两方组合加味并在临床长期观察调整，就形成了现在的肺部感染方。桔梗宣肺、利咽、祛痰排脓，鱼腥草清热解毒、消痈排脓，白花蛇舌草清热解毒、消痈散结，加之则宣肺气、清痰热力量倍增。

若身热、恶寒，表未尽解者，酌加柴胡、防风之类；若胸紧气喘者，酌加麻黄、苏子之类；如有冠心病、高血压病者忌用麻黄，改用薤白替代；若痰黏稠不易咳出者，酌加浙贝母、天竺黄、桔梗之类。〔李翔，王超，杨冬梅，等. 郭子光辨治咳嗽经验［J］. 辽宁中医杂志，2011，38（10）：1925-1927〕

第6章 肺痨

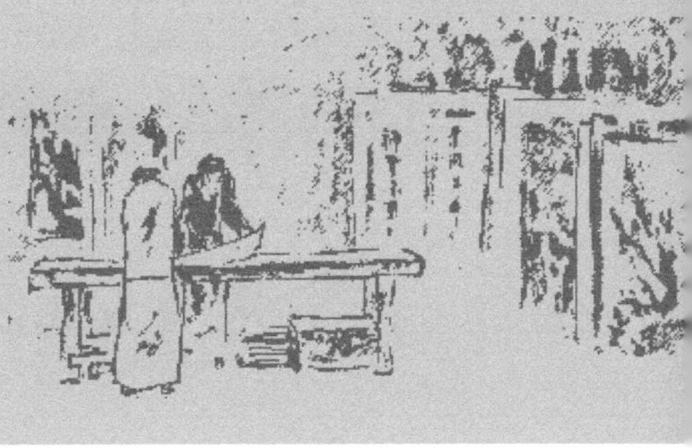

肺痨是由于正气虚弱，感染痨虫，侵蚀肺脏所致的以咳嗽、咯血、潮热、盗汗及形体逐渐消瘦为临床特征，具有传染性的慢性虚弱性疾病。本病病位在肺，传变以脾肾两脏最易累及，常见肺脾同病或肺肾同病。治疗以补虚培本、抗痨（即抗结核，下同）杀虫为原则，补虚旨在增强正气，复其真元，提高抗病能力，重点是补肺，兼补脾肾，抗痨杀虫旨在绝其根本。本病与西医学中的肺结核病相同，肺外结核病具肺痨临床特征时，也可参考本病论治。

本章收录了邓铁涛、朱良春、任继学、李玉奇、李振华、何任、张灿玾、张学文、周仲瑛、郭子光等国医大师治疗本病的验方31首。邓铁涛注重补气养阴，活血化瘀，常用大剂量黄芪，用三七末治肺结核病咯血时，须注意“去火气”；朱良春遵循“培土生金”原则，自制抗痨丸、肺痨膏；任继学强调润肺补肺，结合养阴清热、止咳止血等法；李玉奇采用滋阴抗痨法治疗本病浸润性者；李振华认为补虚杀虫是本病总的治法；何任注重补阴降火，略佐益气；张灿玾认为应清热凉血救肺，平肝理脾固肺；张学文认为，治疗肺结

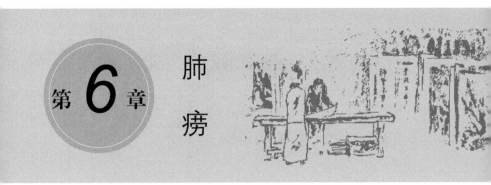

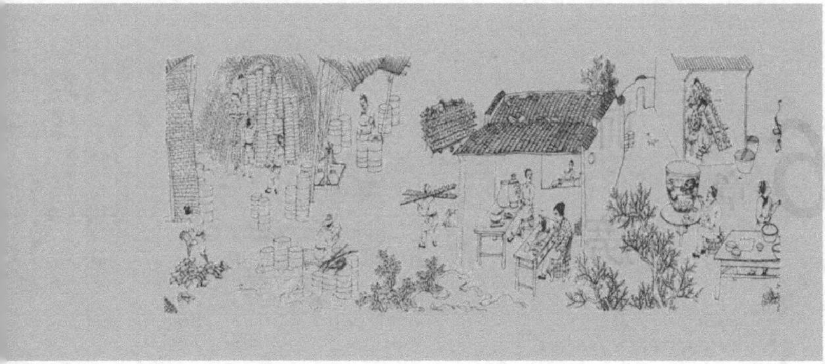

核伴有空洞而久治不愈者，常需开瘀消痈、解毒敛疮，推荐使用全蝎；周仲瑛重视补脾助肺，“培土生金”；郭子光遵循滋阴降火法。

邓铁涛：十全育真汤加减

【组成】党参15g，黄芪15g，怀山药15g，知母15g，玄参15g，生龙骨15g，生牡蛎15g，丹参9g，三棱10g，莪术10g。

【功效】补气养阴，活血化瘀。

【主治】肺结核。

【用法】水煎服，每日1剂。

【经验】党参、黄芪补脾益气，怀山药健脾补肾，知母、玄参滋养肺阴，生龙骨、生牡蛎滋润阴精，丹参、三棱、莪术行气活血。〔刘延祯，李红.中西医结合呼吸病学［M］.兰州：甘肃科学技术出版社，2009，771〕

邓铁涛：脱毒固金汤

【组成】黄芪 50～100g，生地黄、大枣、牡丹皮、当归、川芎、山茱萸各 20g，白术 15g，茯苓、山药、麦冬各 30g。

【功效】培土生金，止血固脱，修补空洞。

【主治】空洞型肺结核。

【用法】水煎服，每日 1 剂。

【经验】本方由麦味地黄丸合四物汤加减，去五味子、泽泻、芍药，加大剂量黄芪、常量白术而成。麦味地黄丸滋肾养肺，四物汤养血活血。方中生地黄、牡丹皮凉血散瘀，黄芪益气固脱，托毒生肌，合白术培土生金。张锡纯常用大剂量山茱萸收敛阳气，起死回生，本方山茱萸用至 20g，意在收敛固脱也。全方大补气血，滋阴生津，收敛固脱。其止血之效，乃因黄芪补气以摄血，山茱萸敛阴以止血（如《医学衷中参西录》固冲汤以山茱萸、白芍为臣药敛阴摄血）。〔焦亮．大国医 3：国医大师百病防治良方 1000 例＋养生十八式［M］．北京：新世界出版社，2010，40〕

邓铁涛：止血散

【组成】血余炭、煅花蕊石、白及末、炒三七末各等份。

【功效】收涩止血。

【主治】内外出血均可用，尤善治疗肺病大咯血（肺结核等）及胃病大吐血。

【用法】上药共为极细粉末，用5岁以下健康男孩的中段尿送服，每次1～3g。

【经验】“童便”一般是指10岁以下健康男孩的尿液，以5岁左右为佳，去头去尾，取中段。中医学认为，童便能引火归原，引浊气下行，气火得下则血归其位。《本草纲目》指出：“凡人精气清者为血，浊者为气，浊之清者为津液，清之浊者为小便，小便与血同类也。故其味咸而走血，治诸血病也……”又吴球《诸证辨疑》云：“诸虚吐衄咯血，须用童子小便，其效甚速。盖溲溺滋阴降火，消瘀血，止吐衄诸血，每用一盏，入姜汁或韭汁两三滴，徐徐服之，进二三服，寒天则重汤温服，久自有效也。”另据有关临床报道，治疗肺结核病咯血取12岁以下无病男孩或患者本人的新鲜中段尿，加糖调味，趁热服，每次150～300mL，日服2次，血止后连服2～3天以巩固疗效，效果大多很好。三七能走能守，炒至深黄色后则守多于走，故止血宜炒用。若三七末临时单味独用，须注意“去火气”，可将炒过之三七末放置冰箱24小时即可用。邓老曾用单味三七末治疗鼻出血多日反复发作不止，以及胃溃疡少量出血日久不止的患者，临床均有很好的疗效。〔焦亮.大国医3：国医大师百病防治良方

1000例+养生十八式［M］. 北京:新世界出版社, 2010, 36;邓铁涛, 邹旭, 吴焕林. 无病到天年：国医大师邓铁涛的百岁养生经［M］. 北京：中国中医药出版社，2012，196］

朱良春：保肺丸

【组成】地鳖虫、紫河车各 120g，百部 180g，制何首乌、白及各 450g。

【功效】杀虫，补虚，生肌。

【主治】耐药性强的肺结核及肺结核后遗症，属肺肾阴虚者。

【用法】上药共碾粉末，以生地榆、黄精各 9g，煎取浓汁泛丸烘干或晒干，每服 9g，每日 2～3 次。

【经验】中医学治疗肺结核总的治则是“培土以生金”，这是中医理论之精华。“保肺丸”用紫河车、黄精，即是培土生金之意。地鳖虫活血散结，穿透厚壁空洞，推陈致新，配合白及补肺泄热，敛肺止血，逐瘀生新，消肿生肌；何首乌制用能滋补肝肾，李时珍谓其功在地黄、天冬诸药之上。紫河车大补气血，《本草经疏》谓其“乃补阴阳两虚之药，有返本还元之功”，性虽温而不燥，有疗诸虚百损之功能。百部杀虫而不耗气血，最有益于人。生地榆清热凉血，护胃抗痨，收敛止血。黄精功能补五脏，润心肺，填精髓，强筋骨，并有抗菌降压的作用，对肺结核之痨咳潮热尤有著效。如属顽固性肺结核或空洞，配合“外敷肺痨膏”（由干蟾皮、壁虎、乳香、没药、蜈蚣共粉碎，入市售之外科黑膏药内，用软猪皮废角料做成膏药备用，用时微火烘软，敷在肺俞等穴，3 天换 1 次）。〔刘延祯，李红．中西医结合呼吸病学［M］．兰州：甘肃科学技术出版社，2009，771〕

朱良春：朱氏抗痨方

【组成】北沙参12g，麦冬12g，蒸百部18g，柴胡4.5g，黛蛤散12g（包煎），旋覆花9g（包煎），生白芍9g，黄芩4.5g，瓜蒌皮9g，牡丹皮4.5g，焦山栀4.5g。

【功效】润肺杀虫，清热凉血，宽胸理气。

【主治】肺结核咳嗽、吐血痰、胸痛。

【用法】水煎服，每日1剂。

【经验】方中北沙参、麦冬、生白芍养阴清肺，蒸百部润肺杀虫止咳，青黛、牡丹皮凉血化瘀，黄芩、焦山栀清热除烦，瓜蒌皮宽胸理气，柴胡疏肝解郁，旋覆花降气消痰，海蛤壳清热化痰、软坚散结。〔庞国明，李建新，周兴开．当代中国名医高效验方1000首（2版）［M］．北京：中国中医药出版社，2012，43〕

朱良春：参蛤散

【组成】红参、北沙参、川贝母、五味子、白及各24g，蛤蚧1对，紫河车30g，米炒麦冬、化橘红各18g。

【功效】润肺止咳，滋肾填精，纳气平喘。

【主治】肺痨日久、气阴两虚、肃降摄纳失司的咳喘气急者。

【用法】上药研细末，和匀。用蜂蜜调服，每服2g，每日服3次。

【经验】《医学正传》提出肺痨的两大治则："一则杀其虫以绝其根本，一则补虚以复其真元。"《理虚元鉴》又说："治虚有三本，肺脾肾是也。"方中红参大补元气，健脾培本；蛤蚧善于养肺滋肾，纳气平喘；紫河车为血肉有情之品，长于益元填精；北沙参、米炒麦冬、川贝母、五味子、化橘红润肺止咳；白及补肺生肌，促使结核灶硬结钙化；蜂蜜不但能补益脾肺，而且味甘调药易服。全方配伍得当，切中病机，对肺结核气阴两虚、咳嗽气急者有良效。〔张方胜．中华传世医方上卷（一、二）［M］．北京：科学技术文献出版社，1999，127〕

朱良春：地榆葎草汤

【组成】生地榆、怀山药各30g，青蒿子、葎草各20g，百部15g，甘草6g。

【功效】补肺养阴，凉血清热，杀虫。

【主治】肺结核之长期发热者。

【用法】水煎服，每日1剂。

【经验】配合保肺丸使用。方中青蒿子清热明目，杀虫；临床报道葎草、百部有一定抗痨作用。〔张晓梅．呼吸系统疾病［M］. 北京：中国中医药出版社，2008，403-404〕

朱良春：外敷肺痨膏

【组成】干蟾皮3g，壁虎3g，乳香6g，没药6g，蜈蚣1条。

【功效】清热解毒，活血散结。

【主治】顽固性肺结核或空洞者。

【用法】上药共粉碎，搅入市售之外科黑膏药内，用软猪皮废料做成膏药备用，用时微火烘软，敷在肺俞、膻中等穴，3天换1次。

【经验】方中干蟾皮消肿解毒；壁虎、蜈蚣祛风活络，解毒散结；乳香、没药活血行气，消肿止痛。

运城市中医结核病医院焦起周等用蟾皮、壁虎、乳香、没药、猫眼草、木鳖子、独角莲等制成膏剂，外敷胸部与空洞对应处及膻中、大椎、肺俞等穴，内服滋补肺肾之剂，临床观察对于浸润性肺结核、血行播散型肺结核疗效较佳，一般2～4个月均可治愈。他们认为此法不仅对抗痨药物耐药、过敏及中毒等患者有良好作用，且对已形成纤维空洞者，可使空洞闭合，钙化点吸收。不仅能使患者免受手术之苦，而且简便易行。〔张晓梅．呼吸系统疾病[M]．北京：中国中医药出版社，2008，404；焦起周，武桂兰．外敷回生膏为主治疗肺结核355例临床观察[J]．山西中医，1989（4）：34〕

任继学：养阴清热治肺结核方

【组成】青蒿10g，生鳖甲20g，黄芩10g，山慈菇10g，猫爪草15g，葎草10g，天冬10g，麦冬10g，白及10g，百部10g，川贝母6g，桔梗10g。

【功效】养阴清热，佐以润肺。

【主治】肺结核见咳嗽，咯血，胸痛，潮热，盗汗，面红颧赤，气短形消，口渴饮冷，五心烦热，舌红赤少津，脉虚数。

【用法】水煎服，每日1剂。

【经验】青蒿、生鳖甲退虚热，黄芩清肺热，天冬、麦冬养阴润肺，百部润肺止咳杀虫，川贝母润肺化痰止咳，桔梗宣肺、排痰，山慈菇、猫爪草、葎草善治结核、瘰疬，白及补肺止血、消肿生肌、敛疮。诸药合用，养阴清热，润肺止咳，排痰散结，抗痨止血。适于肺结核阴虚火旺，咳嗽咯血者。〔任健.中国历代名医名方全书［M］.北京：学苑出版社，1996，1127〕

任继学：补阴救阳治肺结核方

【组成】蛤蚧 2 对，守宫（壁虎）30g，紫河车 30g，光燕菜 30g，生鳖甲 30g，天冬 30g，胡黄连 20g，山慈菇 30g，白及 30g，川贝母 30g，茜草 30g，龟甲胶 30g，生地黄炭 30g，生白术 30g，化橘红 20g，春砂仁 15g。

【功效】滋阴清热，凉血止血，化痰散结，补肾纳气。

【主治】肺结核病久不愈，形体羸瘦，咳喘，痰红，咽干口燥，身热如焚，喜食冷物，颧红如妆，肌肤甲错，甚则大骨枯槁，大肉下陷，大便多溏或秘者。

【用法】用蜂蜜为丸，冬虫夏草粉为衣。每次 3g，每日 2 次。

【经验】守宫散结止痛，祛风定惊；蛤蚧、紫河车补肺益肾，益精养血；燕菜为燕窝的别名，味甘、性平，入肺、脾、肾经，可养阴润燥，益气补中，清虚热，治虚损，并且对咯血吐血、久咳痰喘、阴虚发热等导致津液脱失的病证有良好效果。山慈菇清热解毒，消痈散结，合以滋阴清热、凉血止血、润肺化痰之品，丸药缓图，渐复虚损。〔任健．中国历代名医名方全书［M］．北京：学苑出版社，1996，1127〕

任继学：蛤蚧治痨丸

【组成】蛤蚧5对，百部60g，守宫（壁虎）10只，川贝母70g，白及100g，黄芩50g，葎草50g，白芍60g，天冬50g，山慈菇50g，砂仁50g，桔梗30g。

【功效】补肺润肺，止咳止血。

【主治】肺痨咳嗽，胸痛潮热，盗汗，重者咯血，或痰中带血。

【用法】共为细粉，炼蜜为丸，每丸重15g，每服1丸，每日2~3次，白开水送下。

【经验】方中蛤蚧具有补肺气、益精血、纳气平喘止嗽作用，守宫、百部、山慈菇亦见于任老治疗结核性脑膜炎医案。守宫祛风、活络、散结；百部温润肺气、止咳、杀虫，治风寒咳嗽、百日咳、肺结核、老年咳喘等；山慈菇清热解毒、消痈散结；葎草清热解毒、利尿消肿，用于肺结核潮热等；川贝母润肺止咳、化痰平喘、清热，用于风热、燥热或肺火咳嗽；天冬滋阴、润燥、清肺、降火；桔梗祛痰、利咽、宣肺、排脓；黄芩清肺热；白及补肺、止咳化痰、止血生肌；白芍补血敛阴；砂仁醒脾开胃，防清润补益之剂碍胃。诸药合用，共奏补肺润肺、养阴清热、止咳化痰、抗痨止血之功。〔南征.国医大师临床经验实录·国医大师任继学［M］.北京：中国医药科技出版社，2011，65〕

李玉奇：治肺结核方

【组成】龙骨 15g，牡蛎 21g，没药 9g，蒲公英 9g，沙参 9g，黄芩 9g，白及 30g，金银花 45g，山药 15g，蛤蚧 1 对（去头足）。

【功效】滋阴清热，化瘀止血，补肺纳气，敛汗固精。

【主治】浸润性肺结核，症见骨蒸潮热，咳痰带血，日见羸瘦，梦遗，盗汗。

【用法】水煎服，1 日 2 次。

【经验】本方治疗浸润性肺结核形成空洞时往往有效。方中沙参、山药滋阴，金银花、黄芩、蒲公英清热，没药、白及化瘀止血，蛤蚧补肺纳气，龙骨、牡蛎敛汗固精，镇静安神。金银花、白及、蛤蚧皆重用。〔余符初，李卜，古锦芬．中国名医验方汇编之一·肝胆肺肾各病验方［M］．济南：震旦图书公司，1975，91〕

李振华：清肺理痨汤

【组成】辽沙参15g，麦冬15g，五味子10g，百合15g，山药30g，茯苓15g，远志10g，百部10g，白及10g，牡丹皮12g，地骨皮10g，知母10g，贝母10g，苏子10g，桔梗10g，炙麻黄6g，白果10g，甘草3g。

【功效】滋阴清热，润肺平喘。

【主治】肺痨，证属阴虚肺燥、肺阴耗伤者。

【用法】水煎服，每日1剂。

【经验】本病系肺阴耗伤，阴虚肺燥，肺失肃降，虚火灼肺，损伤肺络，肺气上逆所致。故方用辽沙参、麦冬、牡丹皮、地骨皮、知母滋肺阴，清肺热；百合、桔梗、贝母、白及、百部、甘草润肺止咳，化痰平喘；山药、茯苓、五味子培土生金，以增强扶正之力。〔杨思澍．中国现代名医验方荟海［M］．武汉：湖北科学技术出版社，1996，107〕

李振华：滋阴理痨汤

【组成】辽沙参 30g，麦冬 15g，五味子 9g，熟地黄、女贞子各 15g，山药 30g，百部 9g，生百合 15g，冬虫夏草 9g，生白芍 15g，牡丹皮 9g，地骨皮、龙骨、牡蛎各 15g，白及 9g。

【功效】补益肺肾，滋阴潜阳。

【主治】肺痨，肺肾阴虚证。症见骨蒸盗汗，午后潮热，两颧潮红，心烦失眠，急躁易怒，咳嗽气逆，反复咯血，胸胁刺痛，男子遗精，女子闭经，食欲减退。舌质红或红绛、苔薄黄或黄苔，脉细数。

【用法】水煎服，每日 1 剂。

【经验】本证系阴虚肺燥，不能育阴于肾，致肾水亦亏，或素体肾虚，发病后，导致肺肾阴虚，虚火内炎，故出现以上症状。方中辽沙参、麦冬养阴清肺；熟地黄、女贞子、五味子滋补肾阴；山药、冬虫夏草益肺补肾；生白芍、龙骨、牡蛎养阴敛汗，潜阳安神；生百合、白及、百部润肺清热，止血杀虫；牡丹皮、地骨皮清热退蒸。诸药共奏滋补肺肾之阴、清热止血潜阳等作用。〔李振华 . 常见病辨证治疗［M］. 郑州：河南人民出版社，1979，63-64〕

李振华：益气理痨汤

【组成】黄芪24g，党参15g，白术9g，云苓15g，山药30g，炙百合15g，炙紫菀9g，炙麻黄6g，阿胶9g，鳖甲15g，地骨皮12g，炙甘草9g。

【功效】益气健脾，滋阴平喘。

【主治】肺痨，肺脾气虚证。症见畏风自汗，喘息气短，食少便溏，面浮肢肿，四肢无力，面色皖白，潮热咯血。舌质淡肥、苔薄白或白腻，脉沉细数无力。

【用法】水煎服，每日1剂。

【经验】本证系肺肾阴虚日久，阴虚导致气虚。脾虚不运，水谷之精微不能正常输布，故肺气更虚。方中主药黄芪、党参、白术、云苓、炙甘草、山药益气健脾补肺；炙百合、炙紫菀、炙麻黄润肺止嗽，宣肺平喘；阿胶、鳖甲、地骨皮滋阴清热，养血止血。〔李振华．常见病辨证治疗［M］．郑州：河南人民出版社，1979，46〕

李振华：拯阳理劳汤加减

【组成】黄芪30g，党参15g，白术9g，肉桂6g，枸杞子、山茱萸各12g，炙远志、五味子各9g，砂仁6g，云苓15g，炙款冬花、白果、炙甘草各9g，胎盘粉3g（冲服）。

【功效】健脾温肾，补益精血。

【主治】肺痨，脾肾阳虚证。症见形寒畏冷，四肢欠温，面色苍白，咳喘气短，食少便溏，动则心悸汗出，面浮肢肿，声音嘶哑。舌质淡肥、苔白薄腻，脉细弱。

【用法】水煎服，每日1剂。

【经验】本证系肺脾气虚日久，导致脾肾阳虚，肺结核晚期多见此种情况。方中黄芪、党参、白术、云苓、炙甘草益气健脾；肉桂、枸杞子、山茱萸、胎盘粉温肾补益精血；炙远志、五味子、炙款冬花、白果敛肺止嗽，祛痰平喘；砂仁行气调中，使补而不滞。本方以培补脾肾之阳为主，如阴虚内热者忌用。〔李振华．常见病辨证治疗［M］．郑州：河南人民出版社，1979，64-65〕

李振华：解表宽胸汤

【组成】柴胡、黄芩、枳壳、青皮各 9g，全瓜蒌 15g，香附 9g，丹参 15g，百部、前胡、杏仁各 9g，甘草 3g。

【功效】疏解外邪，理气活络。

【主治】结核性胸膜炎，邪郁少阳、肺气不宣证。症见胸胁疼痛，咳嗽、深呼吸时较剧，恶寒发热，寒热往来，咳嗽痰少，口苦咽干，食少纳呆，肢体酸痛。舌边质红、苔薄白或微黄，脉弦数。

【用法】水煎服，每日 1 剂。

【经验】本证系邪犯胸胁，少阳气机升降失常所致。多见于干性或渗出性胸膜炎的早期。方中柴胡、黄芩和解少阳，透邪清热；枳壳、青皮、香附、丹参宽胸理气，活络止痛；前胡、杏仁、百部、全瓜蒌宣通肺气，泄肺止嗽。故适用于本病初起，邪犯少阳证。如胸胁有少量积液者，上方加葶苈子 15～30g。〔李振华．常见病辨证治疗［M］．郑州：河南人民出版社，1979，68〕

李振华：宣肺攻饮汤

【组成】柴胡、黄芩、前胡各 9g，细辛 4g，杏仁、干姜、桂枝各 9g，薤白 12g，葶苈子 30g，生桑白皮 24g，云苓 24g，枳壳 9g，全瓜蒌 30g，半夏 9g。

【功效】宣肺理气，温化攻水。

【主治】结核性胸膜炎，肺气郁滞、水停胸胁证。症见发热持续，咳嗽痰多，胁肋胀满，胸闷气短，有时只能偏卧于一侧，甚至倚息不能卧。由于水停胸胁常为一侧，故患侧胸廓饱满，肋间隙增宽，呼吸运动和语颤减弱，叩诊是实音等。舌质淡、苔薄白，脉沉弦。

【用法】水煎服，每日 1 剂。

【经验】本证系胸阳遏阻，肺气郁滞，通调无力，气不化津，水停胸胁之证。方中柴胡、黄芩入少阳走胸胁，解郁透邪；前胡、细辛、杏仁、干姜、桂枝宣肺止嗽，温化水饮；桂枝、干姜配薤白、葶苈子、生桑白皮、云苓辛温通阳，攻逐胸水；枳壳、全瓜蒌、半夏宽胸祛痰，通胸膈痹阻。故本方为急则治其标，以攻逐胸水为主。方中集中诸药，走于胸胁，通阳温化，宣肺理气，共奏攻逐胸胁寒水之力。同时温肺宣肺、通调水道。水饮消，胸阳复，肺气宣，通调利，则水液自可不再聚积胸胁。如胸胁水饮停积严重，上方温化攻水力弱，可用攻水峻剂十枣汤：大戟、芫花、甘遂各 3g，共为细末，大枣 10 枚。用水适量先煮大枣至熟，再入药末。体壮者每次 2g 药末，体弱者酌减。将药末再煮二三沸。早晨空腹服药。如不泻水，次晨将药末只煮一沸或不煮（因煮的沸数越多，泻水之力越小）。或适当增加药量，以大便泻水为度。如泻甚可吃面汤补之则泻自止。本方为峻利剂，药物有毒，不宜多服。水液不净，可停3～4日再服。如水去大半，可用上方汤药温化行水，以免损伤正气。〔李振华．常见病辨证治疗［M］．郑州：河南人民出版社，1979，68-69〕

李振华：理气通络汤

【组成】 当归、川芎各 9g，赤芍 15g，柴胡 6g，香附、青皮、枳壳、延胡索各 9g，薤白 12g，全瓜蒌 24g，广木香 6g，甘草 6g。

【功效】 宽胸理气，活血通络。

【主治】 结核性胸膜炎，气机郁结、脉络不畅证。症见胸胁刺痛，经久不愈，天阴雨时疼痛加剧，胸闷不舒，呼吸不畅，有时咳嗽。舌质淡暗、苔薄白，脉弦。

【用法】 水煎服，每日 1 剂。

【经验】 本证系少阳气机升降不利，日久气机郁结，脉络不畅。多见于渗出性胸膜炎积液很少及后期胸膜粘连者。方中柴胡、香附、青皮、枳壳、广木香宽胸理气；当归、川芎、赤芍、延胡索祛瘀通络；全瓜蒌、薤白通胸阳祛痹阻。故适用于本病后期气机郁结，脉络不畅。如胸胁刺痛较甚、舌质紫暗者，上方可酌加桃仁、红花各 9g，乳香、没药各 6g，以增强活血化瘀之力。〔李振华．常见病辨证治疗［M］．郑州：河南人民出版社，1979，69-70〕

李振华：清热解郁汤

【组成】辽沙参24g，麦冬、白芍各15g，百部、牡丹皮各9g，地骨皮、鳖甲各15g，银柴胡、丝瓜络各9g，瓜蒌皮12g，郁金、枳壳、川贝母各9g，甘草3g。

【功效】滋阴清热，化痰解郁。

【主治】结核性胸膜炎，肺阴耗伤，阴虚内热证。症见胸胁闷痛，干咳少痰，口干咽燥，或见午后潮热，心烦盗汗，颧红头晕，五心烦热，形体消瘦。舌质红、苔薄白，脉象细数。

【用法】水煎服，每日1剂。

【经验】本证系饮邪内蕴，气郁日久，伤阴化热。多见于干性胸膜炎日久，或渗出性胸膜炎后期水饮消失，阴虚内热突出者。方中辽沙参、麦冬、白芍、百部、牡丹皮、地骨皮、鳖甲、银柴胡养阴润肺，清热生津；丝瓜络、瓜蒌皮、郁金、枳壳解郁通络，理气宽中；川贝母化痰止嗽。肺阴复，虚热清，胸胁气机通畅，则诸症自愈。同时因本方有扶正养阴、解郁清热的作用，故本病后期凡阴虚者可以多服。如食欲差者，可酌加鸡内金9g、谷芽15g、山楂15g等甘平助消化的药物。不宜芳香甘温以免燥湿伤阴。如盗汗重者，上方可加五味子9g、龙骨15g、牡蛎15g；面色㿠白、语言无力、时自汗出、肺气亦虚者，上方去辽沙参，加黄芪24g、党参15g。〔李振华．常见病辨证治疗［M］．郑州：河南人民出版社，1979，70〕

何　任：鲜藕汁十灰散方

【组成】鲜藕一大段，十灰散 15g。

【功效】凉血止血。

【主治】肺结核大咯血，证属血热妄行者。

【用法】鲜藕绞汁，调十灰散频服。

【经验】给药前，先使患者静卧，胸上盖以冷毛巾，不断更换，安慰之，使勿慌乱。服上方大咯血渐止后，续以滋阴凉血、化瘀止血、止咳药等进服。血全止后，又以滋阴润肺、化痰止咳，并兼益脾肾诸药以善其后。并嘱患者暂勿下床行动，以巩固疗效。〔何任 . 何任临床经验辑要［M］. 北京：中国医药科技出版社，1998，6〕

何　任：玄参麦冬汤

【组成】玄参12g，麦冬15g，旋覆花12g（包煎），代赭石12g，仙鹤草30g，炙百部12g，海浮石12g，蛤粉炒阿胶12g，茜根炭12g。

【功效】降逆镇咳。

【主治】肺结核、支气管扩张、肺癌等导致的属于肺阴不足、内热偏盛型咯血。症见干咳少痰，胸闷，咯血多由咳甚引发，或纯血鲜红，或痰中带血，或反复咯血；舌质红少苔或苔薄黄，脉细数或滑数。

【用法】水煎服，每日1剂。服药期间，尽量避免辛辣炙煿及生痰动火的食物。

【经验】咯血较多者可加藕节、白茅根；肺阴虚明显者，可加西洋参、生地黄、鲜石斛；病程日久，肺胃阴虚者可加七味都气丸；胸闷痰多者，加浙贝母、瓜蒌皮、杏仁、桑白皮；内热较盛者，加黄芩、知母、牡丹皮；痰中脓血相兼者，加鱼腥草、薏苡仁；鼻咽癌、肺癌患者，可加七叶一枝花、蒲公英；肺结核低热、盗汗者，加野百合、糯稻根。〔焦亮.大国医3：国医大师百病防治良方1000例+养生十八式［M］.北京：新世界出版社，2010，36〕

何 任：何氏加味地黄丸

【组成】干地黄18g，天冬9g，麦冬9g，北沙参9g，五味子6g，黄柏9g，百部15g，山茱萸12g，牡丹皮12g，山药18g，茯苓12g，龟甲18g，平地木18g，仙鹤草15g。

【功效】补阴降火，略佐益气。

【主治】肺结核。

【用法】水煎服，每日1剂。

【经验】本方系何老家传验方，为一贯煎合知柏地黄丸加减，去枸杞子、当归、川楝子、泽泻，加龟甲、五味子滋阴敛肺，百部、平地木润肺化痰止咳，仙鹤草收敛止血。全方以滋阴为主，火旺者兼以降火，略助以益气，少数兼见阴阳两虚者兼顾之。〔何任．肺系病证诊治说略［J］．浙江中医学院学报，2003，27（2）：18-19〕

何　任：养血益肺汤

【组成】北沙参9g，当归9g，远志4.5g，川贝母4.5g，茯神12g，知母6g，平地木12g，焦酸枣仁9g，川黄柏4.5g，六味地黄丸15g。

【功效】养血益肺。

【主治】肺结核，属肺阴不足、心肾不交者。症见夜寐易醒，两肩酸楚，干咳无痰，胃纳不展，大便艰下，耳鸣，舌红绛，脉虚数。

【用法】水煎服，每日1剂，早、晚各服1次。

【经验】本方适用于肺结核属心营与肾水交亏，其重点又在于肺阴不足者。治以参麦六味汤为基本方，酌入补心丸之一半。病情有主次，治法亦有层次，药证相合，故可收良效。平地木为朱砂根之异名，可清热解毒，散瘀止痛；方中北沙参养阴润肺，当归补血益阴，二味配合六味地黄丸滋阴补肾，金水相生，可补肺阴之不足；酸枣仁、远志、茯神养心安神；知母、川黄柏合用，以清虚热，滋肾水；川贝母清肺止痰嗽。诸药合用，共奏养血益肺之功。〔隋殿军．国家级名医秘验方［M］．长春：吉林科学技术出版社，2008，74〕

张灿玾：肺痨凉血清热救肺汤

【组成】当归 9g，白芍 9g，白术 6g，茯苓 6g，柴胡 6g，薄荷 5g，牡丹皮 6g，栀子 6g，麦冬 9g，天冬 9g，川贝母 6g，五味子 3g，甘草 3g。

【功效】清热凉血救肺，平肝理脾。

【主治】肺痨。肺、心、脾俱虚，木火刑金证。

【用法】水煎服，每日 1 剂。

【经验】肺、心、脾三脏俱虚，且当春阳发动之时，木火灼金，肺阴尤虚，系肺痨之疾，且由于体虚正衰，病情逞发展之势，当先平肝理脾以救肺。久患肺结核，致多脏受损，需分步骤综合调理。方中栀子、麦冬、天冬清热养阴；当归、白芍养阴柔肝；五味子敛肺阴；柴胡除虚劳烦热，解散肌热；薄荷疏风散热，利咽解郁；牡丹皮清热凉血，活血化瘀，退虚热；白术、茯苓、甘草健脾以培补后天之气，使肺阴化生有源；川贝母润肺而化痰止咳。〔张灿玾．张灿玾医论医案纂要［M］．北京：科学出版社，2009，243〕

张灿玾：肺痨凉血养阴方

【组成】生地黄15g，牡丹皮6g，犀角3g（水牛角30g代），白芍9g，麦冬9g，天冬6g，知母6g，川贝母6g，阿胶6g（烊化）。

【功效】凉血养阴。

【主治】肺结核，阴虚火旺证。

【用法】水煎服，每日1剂。

【经验】张老认为，肺属金，具清肃之气，恶燥喜润。凡此等病，年久体衰，阳虚者固有之，然大都为气阴两虚。故常以清燥救肺汤加减以治。且由于肺金之气不足，则木气极易反克，木气化火，必灼肺金，故多于春生之季易于发作，凡有此证，且当注意。本方以白芍之酸，与生地黄、天冬、麦冬、知母共奏养阴之功，又可平肝气之横逆，牡丹皮、犀角（水牛角）凉血清热，阿胶养血止血，川贝母润肺止咳。〔张灿玾．张灿玾医论医案纂要［M］．北京：科学出版社，2009，243-244〕

张学文：百合固金散瘀汤

【组成】百合12g，黄芩10g，沙参12g，瓜蒌15g，麦冬12g，胡黄连10g，川贝母10g（冲服），当归10g，生地黄10g，牡丹皮10g，百部12g，丹参30g，鳖甲15g，焦山楂10g，茜草炭10g。

【功效】养阴除蒸，润肺化痰，活血化瘀。

【主治】肺痨（肺结核），气阴两虚、兼有瘀滞证。

【用法】水煎服，每日1剂，早、晚分服。

【经验】肺结核中医称“肺痨”。乃因气阴不足，邪乘虚入，传染为痨，故有“痨证有虫，患者相继”之说。《古今医统》说：“凡此诸虫，着于怯弱之人，日久成痨瘵之证。”临床上以咳嗽、骨蒸、盗汗、疲倦、食少、消瘦，甚则咯血等为主症。其辨证多从肺阴亏损、气阴两虚、肺脾气虚等方面考虑，从而治则也就从养阴润肺、益气健脾等方面着手。但考虑本证乃系热病日久，灼伤阴津，病久入络，故而有瘀，除用滋阴润肺兼有养血之百合固金汤加减外，并重点加用如丹参、牡丹皮、茜草、焦山楂、胡黄连等活血化瘀、清热凉血之品，以使热清、瘀行、阴复而愈。〔张学文．瘀血证治［M］．西安：陕西科学技术出版社，1986，95-96〕

周仲瑛：百合固金汤合秦艽鳖甲散

【组成】熟地黄、生地黄、当归身、白芍、桔梗、玄参、贝母、麦冬、百合各10g，柴胡、鳖甲、地骨皮各30g，秦艽、当归、知母各15g，甘草6g。

【功效】滋阴降火，养肺益肾。

【主治】阴虚火旺证，阴虚程度较重，并有火象，病损由肺及肾，表现为肺肾阴伤，燥热内灼者。

【用法】水煎服，每日1剂。

【经验】百合固金汤使阴液恢复，肺金得固，则咳嗽、吐血诸症自愈；秦艽鳖甲散既能滋阴养血以治本，又能退热除蒸以治标。可在补肺阴的基础上加清虚火的胡黄连、十大功劳叶、银柴胡、白薇之类，或酌加阿胶、龟甲增强养血滋阴之力。本方临床上常用于结核病的潮热，温热病后期阴亏津伤，余热未净，以及原因不明的长期反复低热属阴虚者。〔周仲瑛．肺痨十问［J］．江苏中医，1985（3）：34-36〕

周仲瑛：补天大造丸化裁

【组成】人参5g，白术10g，黄芪30g，山药10g，麦冬10g，地黄10g，五味子3g，冬虫夏草6g，阿胶10g，当归12g，枸杞子10g，山茱萸10g，龟甲15g（先煎），鹿角10g，紫河车10g。

【功效】滋阴补阳，温养精气，以培根本。

【主治】肺痨，阴阳两虚证。症见咳逆喘息少气，咳吐白色浊唾涎沫，声嘶音嘎，浮肿，五更肾泻，心慌，唇紫，形寒，潮热，自汗盗汗，口舌生糜，大肉尽脱，男子滑精、阳痿，女子经少、经闭，苔黄而剥，舌光淡、质干隐紫，脉微细数或虚大。

【用法】水煎服，每日1剂。

【经验】肺痨病的阴阳两虚证多为肺脾同病、气阴耗伤证的进一步发展，因下损及肾，阴伤及阳，肺脾肾三脏交亏，而致在后期趋于阴阳两虚的严重变局。据临床检查所示，多有肺功能不全或其他并发症。本方为《医学心悟》卷三“补天大造丸”化裁，方中人参、白术、山药、黄芪健脾益气；麦冬、五味子滋养肺阴，防止肺气耗散太过；当归、地黄、阿胶、枸杞子补血养心；枸杞子、龟甲、冬虫夏草、山茱萸滋肾养阴；紫河车、鹿角补阳填精。全方培元固本、温养精气、滋阴补阳，为治疗肺痨元气亏虚要方。〔周仲瑛．肺痨十问［J］．江苏中医，1985（3）：34-36〕

周仲瑛：阴虚火旺肺痨方

【组成】黄连10g，黄芩10g，夏枯草10g，鱼腥草20g，一见喜10g，羊苦胆1枚。

【功效】清肺降火，清金养肺，清肝泻火。

【主治】肺痨，阴虚火旺证。

【用法】水煎服，每日1剂。

【经验】本方应根据中医辨证考虑，在火旺症状明显、病灶处于活动阶段、痰检阳性、无脾虚现象时用之。因本病虽具火旺之症，但本质在于阴虚，故当以甘寒养阴为主，适当佐以清火，即使肺火标象明显者，亦只宜暂予清降，中病即减，不可徒持苦寒逆折，过量或久用，以免苦燥伤阴，寒凉败胃伤脾。应用苦寒降火法，要清肺降火，用黄芩、桑白皮、知母、地骨皮之类；若因肺虚金不制木，肾虚不能养肝，而致木火刑金，性急善怒，胸胁掣痛者，当在清金养肺的同时，清肝泻火，药用牡丹皮、山栀、夏枯草、胡黄连、白薇等；如肺虚心火乘克，肾虚水不济火，而致心火偏亢，虚烦不寐者，可配黄连以泻心火；若肾阴亏虚，相火上乘灼金，而见骨蒸、梦遗者，可伍黄柏、知母以泻相火。根据当前中药药理实验，某些苦寒药有抗结核杆菌的作用。方中“一见喜”一般指爵床科植物穿心莲，有清热解毒、抗感染、消肿止痛作用。〔周仲瑛．肺痨十问［J］．江苏中医，1985（3）：34-36〕

郭子光：结核月华丸

【组成】沙参15g，麦冬10g，天冬10g，生地黄10g，熟地黄10g，阿胶10g，山药10g，茯苓10g，桑叶10g，菊花10g，獭肝10g，百部10g，三七6g，川贝母6g。

【功效】滋阴杀虫。

【主治】肺痨（肺结核）。

【用法】将獭肝、三七、川贝母研极细末备用，将阿胶另包备用。余药加水适量浓煎3次，将3次药液混合，再将阿胶熔化于混合液中即成。1剂为1日量，分4次服。服药时将獭肝、三七、川贝母粉均分4次冲服。

【经验】方中沙参、麦冬、天冬、生地黄滋阴清热润肺，不寒不腻；川贝母润肺化痰止咳，不辛不燥；山药、茯苓甘淡补脾益阴，不滞不温；桑叶、菊花清肝平肝不过寒；熟地黄、阿胶滋肾阴以润肺；百部、獭肝杀虫润肺，微温而不燥；三七活血不过破。全方杀虫滋阴并举，直补间补兼行，标本同治，平正通达，面面俱到，为治痨之第一良方。〔郭子光．肺结核病［M］．北京：人民卫生出版社，1983，49〕

第7章 肺胀

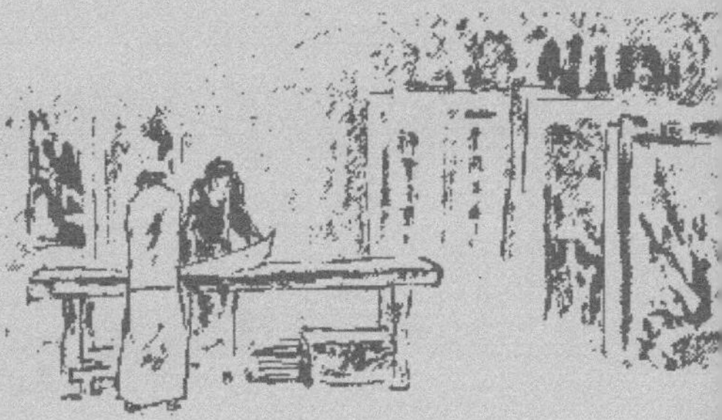

肺胀是多种慢性肺系疾患反复发作，迁延不愈，导致肺气胀满，不能敛降的一种病证。临床表现为胸部膨满、憋闷如塞、喘息上气、咳嗽痰多、烦躁、心悸、面色晦暗，或唇甲发绀、脘腹胀满、肢体浮肿等，严重者可出现神昏、惊厥、出血、喘脱等危重证候。病因为久病肺虚、感受外邪、痰夹血瘀。病位主要在肺，继则影响脾、肾，后期病及于心。病理为痰浊、水饮、瘀血，病性多属本虚标实。标实者祛邪宣肺（辛温、辛凉）、降气化痰（温化、清化）、温阳利水（通阳、淡渗），或开窍、息风、止血；本虚者补益肺、脾、肾（益气养阴、阴阳双补）；正气欲脱者扶正固脱、救阴回阳。现代医学慢性阻塞性肺疾病、肺源性心脏病出现肺胀临床表现时可参考本病辨证论治。

本章收录了李振华、李辅仁、裘沛然、颜正华等国医大师治疗本病的验方9首。李振华强调喘发当先治标，喘止重在治本，创治标治本基本方；李辅仁主张化瘀祛痰理气；裘沛然擅用经方，喜用干姜、细辛、五味子和麻黄合葶苈子等药组；颜正华系列验方则分

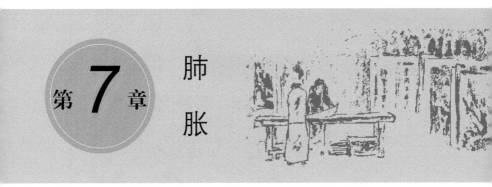

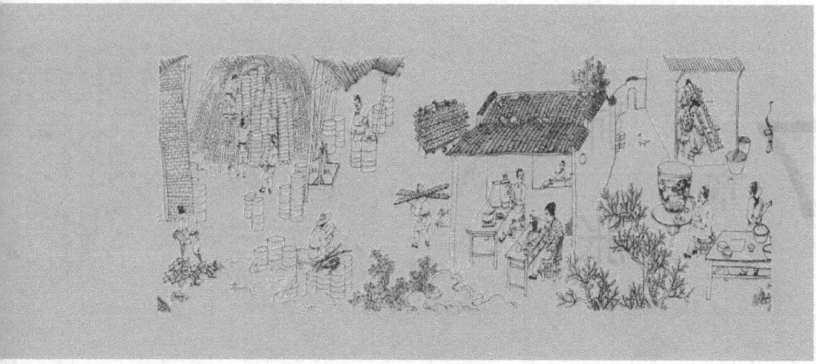

别用于肺胀并发肺心病、哮喘并发肺胀、肺胀证属痰热蕴肺、肝火犯肺者。

李振华：肺胀治标治本方

【组成】麻黄 9g，杏仁 9g，生石膏 30g，辽沙参 12g，紫苏子 6g，桔梗 9g，炙远志 9g，炒酸枣仁 15g，生百合 15g，牡蛎 15g，龙骨 15g，生桑白皮 9g，橘红 9g，甘草 3g。

【功效】清肺平喘，止咳化痰，益心敛汗。

【主治】肺胀，心肺气阴两虚、痰热壅阻证。多见于慢性肺源性心脏病等。

【用法】水煎服，每日 1 剂。

【经验】本方由麻杏石甘汤加味而成，方中辽沙参、生桑白皮、生百合清肺养阴；麻黄宣肺平喘；生石膏清泄肺热；杏仁、橘红助麻黄以宣肺止嗽平喘；紫苏子、桔梗降逆宣肺利痰；牡蛎、龙骨止嗽平喘，收敛止汗；炙远志、炒酸枣仁养心安神；甘草调和诸药。李老本方何以用牡蛎、龙骨？《本草备要》谓龙骨“能收敛浮越之正气，安魂镇惊，定喘，牡蛎咸以软坚，化痰，止嗽敛汗，涩可固脱”。是宣敛并用，防止喘脱的演变。〔郭淑云，李郑生．中国现代百名中医临床家丛书·李振华［M］．北京：中国中医药出版社，2008，42-44〕

李振华：肺胀肺脾肾兼顾方

【组成】党参15g，麦冬12g，五味子9g，熟地黄15g，枸杞子12g，炙远志9g，炒酸枣仁15g，麻黄9g，炙桑白皮12g，紫苏子9g，枳壳9g，炙甘草3g，生石膏24g。

【功效】益气养阴，清肺平喘，止咳化痰。

【主治】肺胀，心肺气阴两虚、痰热壅阻证。多见于肺源性心脏病等。

【用法】水煎服，每日1剂。

【经验】方中麻黄解表散寒平喘；石膏、桑白皮清泻肺热；紫苏子、枳壳宣通肺气，降逆排痰；远志、炒酸枣仁宁心安神；党参、麦冬、五味子、熟地黄、枸杞子益气养阴，健脾补肾益肺；生甘草调和诸药。诸药合用，可使肺气肃降，气阴得复，咳喘自平。〔郭淑云，李郑生．中国现代百名中医临床家丛书·李振华［M］．北京：中国中医药出版社，2008，45-48〕

李辅仁：射干平喘汤

【组成】射干 10g，南沙参 15g，炒薏苡仁 15g，清半夏 10g，杏仁 10g，玄参 20g，炙前胡 15g，炙紫菀 10g，炒白术 15g，葶苈子 15g，丹参 15g，赤芍 15g，枳壳 15g，川芎 10g。

【功效】化瘀祛痰，益气健脾。

【主治】肺胀，肺源性心脏病。

【用法】水煎服，每日 1 剂。

【经验】理气活血化痰是慢性肺心病的主要治疗法则，李老认为，痰浊与瘀血交阻是肺胀病机的中心环节，气滞血瘀是肺胀的主要病机特点。关于治疗，李老强调应重视气、血、痰的关系，痰瘀同源，痰可酿瘀，瘀能生痰，痰瘀互阻是肺胀的主要病机特点。"治痰治瘀以治气为先"，因气为血之帅，气行则血行，气滞则血瘀，血瘀则痰凝。所以，理气活血化瘀是治疗本病的重要法则。

射干平喘汤中射干、葶苈子均能宣肺，扩张支气管，促进痰的排出；炙前胡、炙紫菀、南沙参、玄参、清半夏能润肺化痰，稀化痰液，利于痰的排出；炒白术、炒薏苡仁健脾以绝痰源；丹参、川芎、赤芍能活血化瘀，促进血液循环；枳壳、杏仁宣肺理气。全方共奏化瘀祛痰、益气健脾之功效，故能取得较好的临床疗效。〔史学军．李辅仁教授验方治疗肺源性心脏病的疗效观察［J］．中国全科医学，2006，9（12）：1026-1027〕

裘沛然：真武汤加减

【组成】熟附块12g，干姜15g，猪苓15g，茯苓15g，生白术18g，葶苈子18g，细辛12g，五味子9g，净麻黄15g，生甘草15g，生黄芪35g，桃仁12g，杏仁12g，大枣7枚。

【功效】温阳利水，化痰消瘀。

【主治】肺胀（肺源性心脏病），阳虚水泛、痰瘀交阻证，以气急喘促、心悸、唇甲发绀、颈静脉怒张、足跗肿胀等为主要临床表现。

【用法】水煎服，每日1剂。

【经验】本病的基本病机是肺、心、脾、肾阳气虚乏，伴见饮停、血瘀，部分患者可出现风动之证。也有一些患者因寒痰留滞，郁而化热，或风热引动痰饮，痰热相搏，伤及阴分者。基于以上认识，裘老常用真武汤为主配合其他方药治之。

本方由真武汤、葶苈大枣泻肺汤、麻黄附子细辛汤等3方相合而成。真武汤主治“有水气，中外皆虚寒之病”（《医宗金鉴》），为“镇水”良方。方中生姜易干姜，意在配合附子振奋脾肾心阳，并促进水饮气化；且干姜与细辛、五味子相配寓有深意，《金匮要略·痰饮咳嗽病脉证并治》有治疗痰饮的苓甘五味姜辛汤等4方。其组方核心就是干姜、细辛、五味子3味。陈修园也认为此3味是小青龙汤方的重要组合，《医学三字经·咳嗽》说：“《金匮》治痰饮咳嗽不外小青龙汤加减，方中诸味皆可去取，唯细辛、干姜、五味不肯轻去……学者不可不深思其故也。”裘老认为干姜、细辛、五味子相伍，有蠲饮、敛肺、止咳之功。葶苈大枣泻肺汤泻肺气壅闭，以消痰饮。麻黄附子细辛汤，外散表寒，内温少阴虚寒；且此 3 味均属辛药，“辛走气”，有“开腠理，致津液，通气”之功，有助于水液气化，其中麻黄合葶苈子，平喘之功益彰。强调黄芪用量宜大，可在 30 ~ 60g 之间，大补肺气，令“大气一转，其气乃散”，《本经疏证》亦载其能“浚三焦之根，利营卫之气，故凡营卫间阻滞，无不尽通，所谓源清流自洁也”。桃仁既可活血行瘀，又合杏仁共化痰浊。全方补气温阳、化饮利水、降逆平喘，对肺源性心脏病出现慢性心衰者，有一定疗效。若气虚甚加人参；瘀阻明显加丹参、红花；寒痰留滞，郁而化热，加黄芩、生石膏、桑白皮；肾虚纳气不足，加补骨脂、沉香；心阳不振，加桂枝等。〔王庆其，李孝刚，邹纯朴，等 . 裘沛然治疗咳喘病经验［J］. 上海中医药杂志，2010，44（1）：1-3〕

颜正华：肺气肿方 1

【组成】炒白术 15g，茯苓 30g，炒薏苡仁 30g，炒枳壳 6g，炒神曲 12g，紫菀 12g，款冬花 10g，大贝母 10g，陈皮 10g，怀牛膝 12g，川续断 15g，党参 12g，核桃仁 15g，清半夏 10g。

【功效】化痰止咳，健脾渗湿。

【主治】肺胀，痰湿阻肺证。

【用法】水煎服，每日 1 剂。

【经验】方中茯苓渗湿健脾；紫菀润肺化痰止咳，款冬花润肺下气、止咳化痰治疗咳嗽气喘；大贝母清热化痰，治疗痰热咳嗽；陈皮燥湿化痰针对湿痰咳嗽、寒痰咳嗽；怀牛膝、川续断补肝肾，强筋骨；核桃仁两温肺肾，兼以纳气定喘，治疗久病虚寒咳喘。其中茯苓大剂量应用以渗湿健脾，清半夏更擅长燥湿化痰；枳壳炒用偏于理气健脾消食；白术炒用可以使燥性缓和更能补脾；薏苡仁炒用可以增强健脾作用；神曲炒用健脾作用增强。统观全方，实肺脾同治、补泻并施之法也。

若患者痰多不易咳出，色黄质黏或黄白相间时，常以大剂量全瓜蒌、冬瓜仁清热化痰，同时利于肺气肃降，使肺热借阳明为出路而泻之。肺虚则补，气虚者酌加黄芪、党参；阴虚者酌加玄参、麦冬。除此之外，若痰热痰湿壅阻于肺，腑气不畅，应按“肺与大肠相表里”之意，配合通腑法，以利肺气宣降，亦有助于痰热痰浊之清除，可酌加全瓜蒌、冬瓜仁；脾失健运导致水肿者，酌加泽泻、茯苓皮等。颜老止咳与平喘之药对颇为效验。止咳药对：紫菀、百部；平喘药对：杏仁、紫苏子、葶苈子。临证若能察虚实，明寒热，随症加味，多能取效。此外，颜老还常常嘱咐患者，注意气候的变化，保护身体，使其免受风寒、风热之邪入侵而导致疾病的恶化。同时，也应该进行适当的锻炼，以提高机体对疾病的免疫能力。〔翟华强，高承琪，白晶．国医大师颜正华临证用药集萃［M］．北京：化学工业出版社，2009，52-53〕

颜正华：肺气肿方2

【组成】紫苏子10g，杏仁10g，葶苈子10g，紫菀12g，款冬花10g，陈皮10g，桑白皮12g，黄芩6g，茯苓皮30g，赤小豆30g，生薏苡仁30g，丹参30g，生黄芪12g。

【功效】利水健脾，润肺止咳，清热化痰。

【主治】肺胀，痰湿壅肺、郁而化火证。

【用法】水煎服，每日1剂。

【经验】颜老此方，以三子养亲汤为基础。方中紫苏子、葶苈子治疗咳嗽痰多；杏仁止咳平喘治疗咳嗽气喘；紫菀润肺化痰止咳，款冬花润肺下气、止咳化痰治疗咳嗽气喘；陈皮燥湿化痰针对湿痰咳嗽；桑白皮泻肺平喘治疗肺热咳喘；黄芩清热化痰治疗肺热咳嗽；茯苓皮、赤小豆、薏苡仁渗湿健脾，消水肿；丹参化瘀通络。其中黄芪生用，长于益卫固表，兼有行水之功；薏苡仁生用，长于清热利水渗湿。〔翟华强，高承琪，白晶．国医大师颜正华临证用药集萃［M］．北京：化学工业出版社，2009，53-54〕

颜正华：肺气肿方 3

【组成】生葛根 15g，丹参 30g，桑白皮 15g，黄芩 10g，大贝母 10g，全瓜蒌 30g，冬瓜仁 30g，葶苈子 10g，五味子 5g，紫苏子 6g，紫菀 12g，款冬花 10g，化橘红 10g，枇杷叶（去毛）10g。

【功效】清热降气化痰，润肺止咳。

【主治】肺胀，痰热蕴肺证。

【用法】水煎服，每日 1 剂。

【经验】方中生葛根生津止渴且入阳明经，缓颈项不舒之苦；五味子敛肺止汗治疗汗出；丹参祛瘀通络；桑白皮泻肺平喘治疗肺热咳喘；黄芩清热化痰治疗肺热咳嗽；大贝母清热化痰治疗痰热咳嗽；冬瓜仁清肺化痰；紫苏子降气化痰治疗痰多咳喘；紫菀润肺化痰止咳治疗咳嗽有痰；款冬花润肺下气、止咳化痰治疗咳嗽气喘；化橘红燥湿化痰治疗寒痰咳嗽；枇杷叶润肺止咳。其中丹参、全瓜蒌、冬瓜仁大剂量应用以清化痰热，利水消肿，切中病机。〔翟华强，高承琪，白晶．国医大师颜正华临证用药集萃［M］．北京：化学工业出版社，2009，54-56〕

颜正华：肺气肿方 4

【组成】化橘红 10g，紫菀 12g，炙紫苏子 6g，款冬花 10g，桑叶 10g，桑白皮 12g，黄芩 10g，鱼腥草 30g（后下），杏仁 10g，大贝母 10g，天花粉 12g，全瓜蒌 30g，枇杷叶（去毛）10g，丹参 20g，冬瓜子 30g，葶苈子 10g，竹茹 10g，海浮石 15g，海蛤壳 20g。

【功效】清肺化痰，降气平喘。

【主治】肺胀，痰热蕴肺证。

【用法】水煎服，每日 1 剂。

【经验】方中化橘红燥湿化痰治疗寒痰咳嗽；紫菀润肺化痰止咳，炙紫苏子、款冬花润肺下气、止咳化痰治疗咳嗽气喘；桑叶清肺润燥针对燥热咳嗽；桑白皮泻肺平喘治疗肺热咳喘；黄芩清热化痰，竹茹、海浮石、海蛤壳清肺化痰治疗肺热咳嗽；鱼腥草消痈排脓治疗痰热咳嗽；杏仁止咳平喘，大贝母、枇杷叶清热化痰治疗痰热咳嗽；天花粉清热生津针对肺热燥咳；全瓜蒌润肠通便；丹参化瘀通络；冬瓜子清肺化痰；葶苈子泻肺平喘治疗痰涎壅盛。其中全瓜蒌、冬瓜仁大剂量应用以增强清肺化痰、利水消肿之功。紫苏子炒用，利于有效成分的煎出，温肺降气作用较佳。〔翟华强，高承琪，白晶．国医大师颜正华临证用药集萃［M］．北京：化学工业出版社，2009，56-57〕

颜正华：肺气肿方 5

【组成】枳壳 10g，竹茹 6g，鱼腥草 30g（后下），全瓜蒌 12g，薤白 10g，丹参 30g，法半夏 10g，陈皮 10g，茯苓 20g，杏仁 10g，紫菀 12g，百部 12g，白前 12g，降香 10g，佛手 6g，红花 10g，大贝母 10g。

【功效】化痰止咳，疏肝和胃。

【主治】肺胀，肝火犯肺证。

【用法】水煎服，每日 1 剂。

【经验】方中枳壳行气，丹参化瘀，降香理气，红花活血止痛；竹茹清热化痰治疗肺热咳嗽；鱼腥草消痈排脓治疗痰热咳嗽；全瓜蒌和薤白取瓜蒌薤白白酒汤意治疗胸痹；陈皮燥湿化痰针对湿痰咳嗽、寒痰咳嗽；杏仁止咳平喘治疗咳嗽气喘；茯苓渗湿健脾；紫菀润肺化痰止咳治疗咳嗽有痰；百部润肺止咳治疗咳嗽；白前降气化痰治疗咳嗽痰多、气喘；大贝母清热化痰治疗痰热咳嗽；佛手理气和中。其中丹参大剂量用作君药，法半夏偏于祛寒痰，具有调和脾胃的作用。〔翟华强，高承琪，白晶．国医大师颜正华临证用药集萃［M］．北京：化学工业出版社，2009，57-58〕

第8章 肺痿

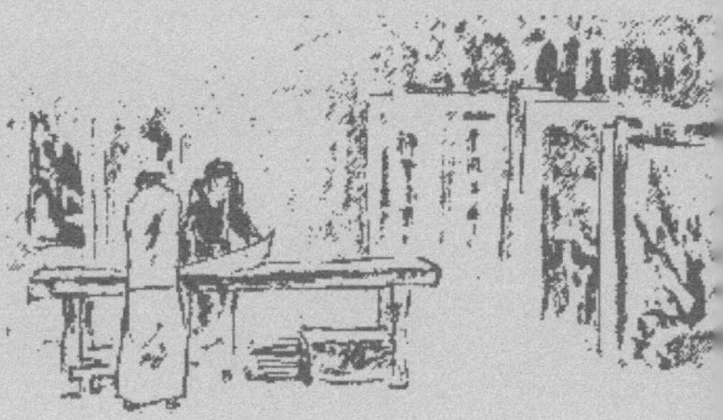

肺痿是由多种慢性疾患后期转归而成，如肺痈、肺痨、久嗽等导致肺叶痿弱不用，临床以咳吐浊唾涎沫为主症，为肺脏的慢性虚损性疾患。病因为久病损肺，或误治津伤。基本病机为热在上焦，肺燥津伤，或肺气虚冷，气不化津。病理性质有寒、热之分，肺燥津伤属热，肺气虚冷属寒。病位在肺，与脾、胃、肾等脏密切相关。治疗宜补肺生津，虚热者清热生津，以润其枯；虚寒者温肺益气而摄涎沫；兼表证者兼以解表；兼痰浊者祛痰；兼咳喘者止嗽平喘。现代医学慢性肺实质性病变如肺纤维化、肺不张、肺硬化等出现本病症状时可参考本章辨证论治。

本章收录了张学文、颜正华 2 位国医大师治疗本病的验方 2 首。张学文以活血祛瘀为特点；颜正华以益气养阴方治疗阴虚肺痿。

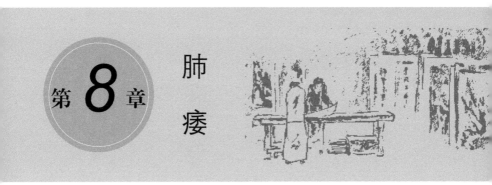

张学文：肺不张方

【组成】百合12g，百部10g，桔梗10g，川贝母10g（冲服），枇杷叶10g，瓜蒌15g，薤白10g，桃仁10g，红花10g，赤芍10g，丹参15g，郁金10g。

【功效】滋补肺阴，宽胸化痰，活血祛瘀。

【主治】肺不张，肺阴亏损、瘀痰阻络。

【用法】每日1剂，水煎2次和匀，早、晚分服。

【经验】中医学认为肺不张属“肺痿”范畴，其病位在肺，与脾肝有关。《金匮要略》云：“肺痿之病，重亡津液故得之。”《临证指南医案》邹时乘按：“肺热干痿，则清肃之令不行，水精四布失度，脾气虽散，津液上归于肺，而肺不但不能自滋其干，亦不能内洒陈于六腑，外输精于皮毛也，其津液留贮胸，中得热煎熬，变为涎沫，侵肺作咳，唾之不已。”可见，肺痿多由燥热熏灼、津炼为痰所致。但本证除上以外，瘀血征象明显。分析是由津伤痰凝，久病入络，肺络瘀滞，痹郁不宣而成。故处方以百合、百部、川贝母、瓜蒌、薤白润肺开胸化痰；桃仁、红花、丹参、赤芍活血化瘀通络。另用郁金、枇杷叶、桔梗宣上焦之痹郁，以使肺津滋、肺热清、痰浊化、瘀血去、肺痹开，宣降有序，故病告愈。〔张学文．瘀血证治［M］．西安：陕西科学技术出版社，1986，95〕

颜正华：沙参麦冬汤加减

【组成】北沙参 20g，麦冬 15g，知母 10g，川贝母 10g，瓜蒌皮 10g，杏仁 10g，党参 10g，山药 10g，天花粉 12g，白术 10g，枳壳 6g。

【功效】养阴益气。

【主治】阴虚肺痿病，症见咳嗽日久不已，干咳或少痰，或痰中带血，口燥咽干，低热，消瘦，乏力，舌红少苔，脉细无力。

【用法】水煎服，每日 1 剂。

【经验】汗下太过或外感温热，失治或治之不当，日久不愈，耗伤肺阴，阴虚则气无以生，可致其气阴两亏。其治疗若徒滋阴则伤阳，但益气则耗劫阴津。颜老仿张仲景麦门冬汤一法，气阴并补，用北沙参、麦冬、知母、川贝母、天花粉滋阴润肺；党参、山药、白术补益肺气；瓜蒌皮、枳壳理气化痰；杏仁止咳平喘。有痰者加橘红、竹茹。此类咳嗽不可初不见效即改弦易辙，应守法守方，自可逐渐康复。颜老指出，咳不离肺，治咳自当以治肺为主。如何治肺，一是治气（肺主气），治气有补气与理气之别，补气用黄芪，理气用枳壳、陈皮等；二是治血（肺朝百脉），治血宜活血，用丹参、郁金等；三是治痰（肺主输布津液，津停则为痰），用瓜蒌、贝母、紫菀等。〔高承琪，郑虎占．颜正华教授治疗咳嗽气喘病验案分析［J］．中国中医药现代远程教育，2006（6）：22-25〕